De Timide à Séducteur:

Maîtriser L'art de la Séduction et des Compétences Sociales

Giovanni Amato

Copyright © 2024 Pablo Spataro

Tous droits réservés

CONTENTS

INTRODUCTION

Ce livre n'est pas un ouvrage ordinaire sur la séduction et le développement personnel. Il s'appuie sur plus de dix ans d'expérience et de connaissances dans ces domaines, ainsi que dans celui des compétences sociales. Il a vu le jour après avoir aidé de nombreux hommes, comme toi, qui étaient également timides et manquaient de confiance en eux. Grâce aux principes de séduction présentés ici, ils ont pu atteindre leurs objectifs et surmonter leurs souffrances et malaises, devenant ainsi de véritables séducteurs.

Je vais te guider à travers ce livre sur le chemin difficile mais enrichissant qui te permettra de surmonter ta timidité et de devenir un séducteur accompli, un homme alpha, sûr de lui, déterminé, et la meilleure version de toi-même.

L'objectif de ce livre est de révéler tout ton potentiel en mettant l'accent sur la spontanéité, la réflexion, l'auto-inspection et la découverte de soi. À la fin de ta lecture, tu seras pleinement conscient de tes points faibles, que tu pourras améliorer, et de tes points forts, que tu pourras utiliser pour t'épanouir dans tous les aspects de ta vie personnelle, sentimentale et séductrice. L'objectif ultime est de faire émerger ta meilleure version, en laissant derrière toi la timidité, les blocages mentaux et ces peurs qui t'empêchent d'avancer dans ta vie sociale et affective.

Je te le dis d'emblée, ce n'est pas un livre magique ni un guide avec des astuces miracles pour draguer. C'est plutôt un ouvrage qui t'invite à découvrir ton essence propre, à apprendre à te connaître, à avoir confiance en toi, à exprimer ta meilleure version et à réussir dans tes futures relations.

Ce livre n'est pas fait pour être lu d'une traite. Il contient des principes essentiels de la séduction, issus d'histoires vécues, que tu devras assimiler progressivement et pleinement pour les intégrer. Sinon, ils risquent de rester en surface et te causer plus de confusion que de bénéfices.

Je te conseille donc de lire ce livre sérieusement, de le lire lentement, de le relire si nécessaire, et de réaliser avec sincérité les exercices proposés dans chaque chapitre. Mais surtout, n'oublie pas l'essentiel : passe à l'action. Ne te contente pas de le lire passivement, car sans action, cette lecture ne te mènera nulle part. Cela reviendrait à perdre ton temps et ton argent.

Alors... si tu es prêt à donner un tournant radical à ta vie, à multiplier les rencontres occasionnelles, à réussir une relation avec la fille que tu aimes, ou à transformer ta timidité en devenant le séducteur que tu as toujours rêvé d'être... ce livre est fait pour toi.

Mais attention ! Avant de commencer, sache que si tu n'es pas d'abord engagé envers toi-même à changer ta vie, je ne pourrai rien faire pour toi. Dans cette vie, rien ne s'obtient sans engagement, sans effort, ni souffrance.

Je ne vais donc pas te promettre un chemin facile, peuplé de licornes, de fées et de fantasmes, ni un succès instantané. Au contraire, en mettant en pratique les principes décrits ici, tu échoueras souvent, puis encore davantage, mais après chaque chute, tu te relèveras, tu apprendras de tes erreurs, et je te promets qu'un jour, tu deviendras ce séducteur que tu désires tant. À condition, bien sûr, que tu sois prêt à payer le prix de l'engagement, de la responsabilité, de l'effort et du changement.

Es-tu prêt à entreprendre ce voyage, à transformer ta vie, à exprimer ta meilleure version et à devenir cette personne confiante, épanouie et séduisante que tu as toujours voulu être ?

Commençons !

AVANT DE COMMENCER

5 CLÉS POUR LIRE CE LIVRE

J'aimerais te donner quelques directives sur la façon de lire ce livre de manière optimale. Libre à toi de les suivre ou non, mais je les considère importantes non seulement pour cet ouvrage, mais également pour tout autre livre de développement personnel que tu pourrais lire à l'avenir.

1. **Garde un esprit ouvert.** Sois réceptif au changement, laisse les conseils s'imprégner en toi, et tire toujours tes propres conclusions de ce qui est présenté. Ne me suis pas aveuglément. Accepte l'incertitude, reconnais tes faiblesses et tes défauts. Travaille à les surmonter, concentre-toi sur l'amélioration de la meilleure version de toi-même, et assimile les principes de la séduction.

2. **Commence par une lecture rapide** afin de capter les points essentiels et de bien assimiler le contenu. Ensuite, fais une deuxième lecture plus approfondie, en notant les principes-clés, en surlignant les phrases ou mots importants pour toi, et en prenant des notes sur les réflexions, idées ou solutions qui émergent au fil de la lecture.

3. **Je te recommande de partager ce livre avec un ami** qui se trouve dans une situation similaire à la tienne, pour vous motiver mutuellement et progresser ensemble dans cet apprentissage. Il est possible que l'un de vous interprète certaines choses différemment, ce qui vous offrira l'opportunité de discuter et d'échanger vos points de vue. Deux cerveaux valent mieux qu'un, c'est indéniable.

4. **Tiens un carnet de notes**, que ce soit sur ton téléphone ou sur papier, comme tu préfères. L'essentiel est de consigner tes pensées à mesure que tu mets en pratique les enseignements du livre. Note tes interactions réussies ou non, et tente d'en tirer des leçons. Cela renforcera ton apprentissage et accélérera ta transformation en un séducteur accompli.

5. **Reviens régulièrement à ce livre** et relis-le autant de fois que nécessaire. Nous savons que les êtres humains ont tendance à oublier ce qu'ils ont appris s'ils ne le révisent pas. Personnellement, je relis souvent mon précédent ouvrage, *Mentalité Séduisante : Attirez, Séduisez, Conquérez*, pour me rappeler ce que j'ai écrit et pour me ressourcer lorsque j'ai besoin de motivation ou d'inspiration. Chaque

fois que tu doutes, reprends ce livre pour retrouver ton élan.

Si tu appliques ces cinq conseils, tu tireras le meilleur parti du contenu de cet ouvrage. À mon avis, c'est la seule façon d'exploiter pleinement ce manuscrit. N'oublie jamais de mettre en pratique tout ce que tu as appris, prends cette lecture au sérieux et complète les exercices proposés.

Maintenant que tout est dit, je pense que tu es prêt à commencer. Ton chemin vers le changement est sur le point de démarrer. Crois en toi, le changement est possible.

Bonne lecture !

"Un séducteur ouvre autant de portes qu'une clé."
— Giovanni Amato

Partie I :

Le Changement de Mentalité,
De la Timidité à la Séduction

COMPRENDRE LA RAISON DE TA TIMIDITÉ

Tout le monde sait qu'il existe des personnes naturellement extraverties, c'est une évidence. Mais si tu as décidé d'acheter ce livre, il est clair que ce n'est probablement pas ton cas. Par conséquent, tu devras fournir des efforts et t'investir sérieusement pour changer ta situation.

Je suppose que tu es une personne plutôt timide, manquant de confiance en elle, qui souhaite changer cela. Nous allons donc exploiter cette motivation que tu as pour transformer ta timidité, car, comme tu le sais déjà, tout peut changer dans la vie si tu décides d'agir et de prendre les choses en main.

Alors, est-il possible de surmonter la timidité ? Bien sûr que oui. Cela peut être plus ou moins facile en fonction de la personne que tu es, mais tu peux assurément évoluer et passer de timide à séducteur.

Pour bien comprendre la nature de la timidité, examinons d'abord les différents types de timidité, leurs origines, puis nous verrons comment les surmonter. Mais avant cela, voyons quel est ton problème exact.

1. Timidité chronique : Ce type de timidité est lié à une profonde méfiance envers soi-même. En l'absence de confiance en soi, cette timidité envahit tous les aspects de la vie, te rendant craintif et méfiant en permanence. On pourrait dire que c'est la forme la plus difficile de timidité, celle qui demandera le plus d'efforts à surmonter.

2. Timidité situationnelle : Il s'agit ici d'une peur sociale, qui se manifeste dans des situations spécifiques, comme entamer une première conversation avec une personne inconnue, ou assister à un événement social. C'est le type de timidité le plus courant et donc, le plus facile à surmonter.

3. Timidité affective : Ce type de timidité s'exprime dans le domaine des relations amoureuses ou sexuelles. C'est la peur de dévoiler ses sentiments, de montrer de l'affection ou d'initier un contact physique. En résumé, c'est la peur de nouer des liens avec les personnes qui t'attirent.

4. Timidité cognitive : La timidité cognitive se manifeste par une anxiété sociale liée à des situations nécessitant des compétences intellectuelles, comme le travail en équipe, la résolution de problèmes ou la prise de décision.

Maintenant que tu as identifié les différents types de timidité, j'espère que tu as pu reconnaître celui ou ceux qui te concernent. Peut-être que tu te retrouves dans un, deux ou même dans tous ces types ; l'important est d'être honnête avec toi-même et de reconnaître ton problème pour pouvoir le changer.

Mais passons maintenant aux choses sérieuses, car tu te demandes sûrement : « D'accord, tout ça est intéressant, mais quelle est la solution ? » Parfait, allons-y, mon ami. Mais avant cela, laisse-moi te raconter une histoire personnelle pour te motiver et t'aider à comprendre les principes nécessaires pour surmonter la timidité.

Depuis mon plus jeune âge, et jusqu'à mes vingtaines, j'ai toujours été une personne extrêmement timide. Tout me faisait peur : donner mon opinion, parler à des inconnus, entamer une conversation avec une femme ou avec n'importe quelle personne que je ne connaissais pas. Lorsque l'occasion se présentait, je bafouillais, je rougissais comme une tomate, et puisque je suis naturellement roux, tu peux imaginer la scène... C'était un véritable spectacle, digne d'être observé.

Cela me frustrait énormément et m'amenait à cogiter sans cesse. On pourrait dire que je n'étais pas heureux, car la timidité pesait comme un fardeau sur ma vie, m'empêchant de m'épanouir pleinement dans tous les domaines. Heureusement, j'en étais conscient, et chaque fois que je le pouvais, je réfléchissais à ce problème, mais je ne trouvais jamais de solution viable. Je me mentais à moi-même par lâcheté, me disant que c'était probablement ma nature, que j'étais destiné à rester un peureux, timide et incapable de parler à une femme. Bien entendu, tout cela était faux, mais c'étaient des mensonges que je me racontais pour éviter d'affronter la réalité et de sortir de ma zone de confort. Cette zone de confort était, en fait, une grotte glaciale et inconfortable au milieu de l'Antarctique, mais comme je ne connaissais rien d'autre, je m'y accrochais désespérément.

Heureusement, un jour, cela a changé. Ce changement ne s'est pas fait du jour au lendemain, mais au travers d'un processus lent et progressif. J'ai compris que le problème venait de la manière dont je me parlais à moi-même et de la façon dont je voyais le monde. Je ne m'acceptais pas tel que j'étais, mes dialogues intérieurs étaient tous négatifs. Je ne m'aimais pas, je me trouvais laid, insécurisé, et au final, je ne faisais que me rabaisser. En conséquence, j'avais des peurs et des croyances limitantes que je m'étais moi-même imposées. De plus, ma vision du monde était entièrement négative. Je croyais que tout était contre moi, et que je vivais dans un monde hostile où chaque faux pas serait jugé sévèrement. Encore une fois, une pensée infantile, difficile à surmonter, mais j'ai

commencé à prendre conscience de son irration-
alité.

Tout cela est devenu plus clair pour moi grâce
à une simple observation. Je voyais mes amis capables de parler, de draguer des femmes, de sortir
en rendez-vous, alors que moi, je n'y arrivais pas.
Cette situation me posait toujours les mêmes questions : « Qu'ai-je de différent ? Suis-je moins courageux ? Tout cela est-il dans ma tête ? Comment
puis-je changer ? Pourquoi suis-je timide, alors
qu'eux ne le sont pas ? »

La conclusion était simple : j'étais mon propre
problème. J'étais mon pire ennemi à cette époque,
et il ne tenait qu'à moi de changer les choses. J'ai
donc pris la décision de reprendre le contrôle de
ma vie et de la transformer, jusqu'à devenir ce que
je suis aujourd'hui : écrivain, voyageur, fêtard, mec
cool, confiant, et bien sûr, un séducteur qui n'a plus
jamais manqué de femmes dans sa vie.

Cela n'a évidemment pas été un chemin facile
ni rapide, mais le premier pas a été de reconnaître
mon problème et d'accepter l'idée de changer ma
personnalité sans cesser d'être moi-même, ce que
j'ai fini par réussir.

Alors, s'il te plaît, ne te décourage pas si tu
rencontres des difficultés ou si tu te sens frustré
au cours du processus. C'est parfaitement normal,
cela arrive à tout le monde. Lorsque cela te traverse
l'esprit, souviens-toi simplement que... personne

ne devient maître du jour au lendemain. Avant tout, il a été élève. C'est ainsi que fonctionne la vie, tout est un processus. On ne peut pas prétendre être un Jedi sans avoir d'abord été un Padawan.

Un conseil qui m'a beaucoup aidé à surmonter la timidité : prendre conscience de l'absurdité de ce problème. Je réfléchissais à tout ce que je manquais dans cette vie extraordinaire simplement parce que je n'avais pas le courage d'affronter la réalité. Alors, je me suis engagé envers moi-même à me surpasser chaque jour, à gagner en confiance, et à laisser ma pire version derrière moi.

Si tu as bien suivi cette histoire personnelle, tu devrais avoir saisi les clés pour surmonter la timidité. Sinon, relis-la jusqu'à ce que tu identifies les principes qui se cachent dans ce récit. Dans les chapitres suivants, tu découvriras encore plus d'outils pour surmonter la timidité et transformer ta mentalité pour adopter une mentalité de succès.

Pour conclure ce chapitre, voici quelques exercices simples qui t'aideront à surmonter la timidité.

1. **Identifiez l'origine de votre timidité** : Dressez une liste des situations ou des circonstances dans lesquelles vous vous sentez le plus timide. Essayez d'en comprendre l'origine. Est-ce lié à un événement particulier ? A-t-il un rapport avec l'image que vous avez de vous-même ? Avec quel type de timidité vous identifiez-vous le plus ? Une fois que vous aurez identifié l'origine de votre timidité, vous pourrez commencer à travailler pour la surmonter.

2. **Affrontez vos peurs :** Pensez à une situation dans laquelle vous vous sentez particulièrement timide. Mettez-vous au défi de l'affronter. Si vous avez peur de parler en public, essayez de prendre la parole lors d'une réunion ou pendant un dîner entre amis. Si vous redoutez d'engager une conversation avec une femme qui vous plaît, allez lui parler. Chaque petit pas que vous ferez renforcera votre confiance et réduira votre timidité.

3. **Pratiquez l'exposition progressive** : L'exposition progressive est une technique qui consiste à affronter vos peurs par étapes. Par exemple, si vous avez

peur de parler en public, commencez par prendre la parole devant un petit groupe d'amis ou de membres de votre famille, puis devant un groupe plus large, et enfin devant un public. Cette méthode vous permet de faire face à vos peurs progressivement, vous aidant ainsi à vous sentir plus à l'aise et confiant dans les situations qui vous rendent timide. Identifiez une situation qui vous intimide et établissez une série d'étapes progressives pour y faire face.

4. **Sortez de votre zone de confort** : Faites quelque chose que vous ne feriez pas d'habitude. Si vous êtes timide, vous vous sentez probablement plus à l'aise en restant dans votre routine habituelle. Sortez de cette zone de confort et essayez quelque chose de nouveau, quelque chose qui vous met au défi. Cela peut être aussi simple que suivre un cours de danse, participer à un atelier de cuisine, ou pratiquer un sport en groupe. Personnellement, je recommande toujours de partir en voyage en solo, car d'après moi, c'est l'une des meilleures expériences. Chaque nouvelle aventure vous rendra plus sûr de vous, vous obligera à interagir avec des inconnus, et vous aidera à surmonter

plus facilement votre timidité.

CHANGEMENT DE MENTALITÉ !

CHAPITRE II

Dans le chapitre précédent, nous avons abordé la question de la timidité, ses causes et les moyens de la surmonter. Si tu as bien suivi la lecture, tu as probablement compris qu'un changement de mentalité est essentiel pour franchir cet obstacle qui t'empêche de progresser, que ce soit dans ta vie personnelle, amoureuse, professionnelle, ou dans n'importe quel autre domaine.

Malheureusement, je ne peux pas transformer ta mentalité par magie ni par quelque sortilège africain ; c'est un travail que tu dois accomplir toi-même. Cela ne dépend que de toi, mais je peux te fournir des lignes directrices et des conseils pour t'aider à débloquer ton esprit et devenir ce séducteur que tu désires tant être.

Mais avant tout, je vais te raconter une autre histoire personnelle, car je suis convaincu que tu apprendras davantage avec des anecdotes réelles et vécues qu'avec une théorie ennuyeuse qui ne donnerait envie qu'à une seule chose : jeter le livre par la fenêtre. Alors, commençons.

C'était en 2016. À cette époque, je vivais à Londres, j'avais vingt ans et je travaillais comme barman dans un restaurant mexicain à Stratford, appelé Wahaca. Comme souvent, une de mes collègues me plaisait beaucoup, je la trouvais très attirante, mais, comme je te l'ai déjà dit, j'étais encore timide et j'avais des difficultés à interagir. Cependant, j'étais bien conscient de mon problème et je voulais absolument changer cela. Un jour, j'ai donc pris mon courage à deux mains et, malgré beaucoup d'hésitations et presque en bégayant, je lui ai proposé d'aller boire un verre après le travail. À ma grande surprise, elle a accepté.

Le rendez-vous s'est déroulé de manière plutôt classique : nous avons pris un verre, discuté longuement, mais rien de sérieux ne s'est produit. Pas même un petit baiser. Nous sommes rentrés chacun chez soi, seuls dans nos lits respectifs.

Nous avons continué à nous voir après le travail, environ quatre autres fois, pour des balades, des séances de cinéma, des dîners, bref, des choses typiques de rendez-vous.

Il était évident qu'elle était attirée par moi, mais je n'avais tout simplement pas le courage de lui dire ce que je ressentais. Ma timidité, combinée à la peur du rejet, me paralysait, m'empêchant d'agir avec naturel et confiance. Comme tu peux le voir, j'étais mon propre ennemi, me sabordant moi-même avec des insécurités totalement illogiques et infondées.

Le comble est arrivé un soir où je l'ai invitée à dîner chez moi. J'avais demandé à mon colocataire de partir pour avoir l'appartement à nous seuls, car à l'époque, je partageais un logement avec neuf autres personnes (les loyers à Londres étant exorbitants, je n'avais pas vraiment d'autre choix que de vivre ainsi).

Finalement, nous nous sommes retrouvés dans mon lit, regardant un film. Les heures passaient et je n'osais toujours rien tenter, pas même un baiser. Des pensées négatives m'envahissaient sans cesse. Je me disais qu'elle me rejetterait probablement si j'essayais quelque chose, ou pire encore, qu'elle se fâcherait et s'en irait. Et pour couronner le tout, nous travaillions ensemble, donc je craignais qu'elle raconte tout à mes collègues, qu'ils me jugent et se moquent de moi. Bref, un véritable drame mental digne d'un mauvais film d'horreur.

Heureusement, tout cela se passait uniquement dans ma tête. Ce n'était que de la science-fiction. Rien de tout cela n'était réel. J'ai donc décidé de chasser ces pensées toxiques et j'ai fait un effort mental pour les surmonter. Je me suis lancé et l'ai embrassée. Elle a répondu avec enthousiasme, et nous avons finalement passé la nuit ensemble. Si tu te poses la question, nous avons continué à nous voir pendant un moment jusqu'à ce que je quitte

Londres.

Ce qui est amusant, c'est qu'après ce premier baiser, elle m'a dit en plaisantant qu'elle pensait que je n'oserais jamais faire le premier pas, qu'elle avait l'impression que je ne l'intéressais pas et que je voulais simplement être son ami. Ce n'était évidemment pas du tout mon intention, mais à cause de ma timidité et de ma lâcheté, c'est l'impression que je lui avais donnée. Pourquoi ? Parce que je manquais de confiance en moi pour exprimer ce que je ressentais.

Imagine un peu ce qui se serait passé si je n'avais pas décidé de passer à l'action ce soir-là. Je peux te garantir que si je n'avais rien fait, j'aurais probablement fini dans la fameuse "friend zone", car elle se serait lassée de moi, même si elle m'appréciait. Elle m'aurait vu comme un homme manquant de confiance en lui, incapable de prendre l'initiative, ce qui aurait anéanti tout attrait à ses yeux. Il est bien connu que, en règle générale, les femmes se lassent des hommes qui n'osent pas prendre les devants.

Comme tu as pu le remarquer en suivant l'histoire, la plupart du temps, nous sommes notre propre pire ennemi. Nous nous inventons des scénarios catastrophes qui ne se produiront jamais, simplement par peur. Et bien souvent, nous n'agissons pas parce que nous nous laissons envahir par nos pensées toxiques et paralysantes.

Cela arrive souvent parce que nous nous pro-

grammons nous-mêmes avec une mentalité négative. Tu sais ce que disent tous les gourous du
développement personnel : Dis-moi que tu seras
pauvre et tu le seras. Dis-moi que tu seras riche et
tu auras de fortes chances de l'être. Dis-moi que tu
es laid et tout le monde te verra ainsi. Dis-moi que
tu as confiance et tout le monde te verra comme
quelqu'un de confiant. Je pourrais continuer avec
d'innombrables exemples, mais je suppose que tu
saisis déjà l'idée.

Comme tu l'as remarqué, les mots que nous utili-
sons et la façon dont nous nous parlons à nous-
mêmes influencent directement les actions que
nous prenons, ou celles que nous laissons passer,
qu'elles soient guidées par des pensées positives ou
négatives.

Alors, la question que tu dois te poser maintenant est : quel type de mentalité souhaites-tu
adopter ? Veux-tu rester une victime du système et
de toi-même ? Veux-tu continuer avec cette mentalité toxique et négative qui ne t'apportera rien
de bon dans la vie ? Ou, au contraire, aimerais-tu
développer une mentalité positive, axée sur le succès et l'abondance ?

Je suppose que tu as déjà choisi la voie du succès, de l'abondance et du courage pour avancer
constamment. Excellent ! Tu viens de franchir le
premier pas pour devenir le prochain Don Juan,
maître de lui-même. Mais avant tout, souviens-

toi : MENTALITÉ POSITIVE ET SÉDUCTRICE !

Je vais maintenant te proposer une série d'exercices pratiques pour t'aider à développer cette mentalité positive et à atteindre plus rapidement tes objectifs.

Exercice

1. **Concentre-toi sur la gratitude**. Cela peut sembler simple et évident, mais c'est crucial. Être reconnaissant donne plus de sens à la vie et te permet de voir les choses sous un jour positif. Fais une liste des raisons pour lesquelles tu es reconnaissant : ta famille, tes amis, ta santé, peut-être une maison près de la plage... C'est à toi de jouer.

2. **Vis dans le moment présent**. Ne te laisse pas submerger par les regrets du passé ou les inquiétudes pour l'avenir. Concentre-toi sur le présent et sur les opportunités dont tu disposes maintenant. Cela t'aidera à te sentir plus positif et plus focalisé. Après tout, comme disaient les Romains, "CARPE DIEM."

3. **Entoure-toi de personnes positives**. Je suis sûr que tu connais des gens qui respirent la positivité. Passe plus de temps avec eux et laisse-toi imprégner de leur énergie. Évite les personnes négatives, toxiques et insécures, car elles risquent de te transmettre leur énergie négative.

4. **Connais tes points forts et sois-en fier**. Fais une liste de tes compétences et de tes qualités. Par exemple, tu peux être

drôle, intelligent, savoir jouer d'un instrument, être doué dans un sport, etc. Sois fier de ces atouts.

5. **Fixe-toi des objectifs réalistes**. Note tes objectifs à court terme en matière de séduction et de développement personnel. Si tu prévois de te lancer dans une entreprise, écris également ces objectifs. Avoir des cibles claires te permettra de progresser.

6. **Visualise-toi comme un gagnant**. Imagine constamment la personne que tu veux devenir. Lorsque tu te sens bloqué, rappelle-toi cette image de toi-même en tant que personne réussie et cela t'aidera à aller de l'avant.

Prends tout cela au sérieux, car si tu n'as pas la bonne mentalité, tu ne deviendras jamais le séducteur que tu aspires à être. C'est la première étape, et elle est incontournable. Si tu n'as pas encore lu mon livre "Mentalité Séduisante : Attirez, Séduisez, Conquérez.", je te le recommande vivement, car il se concentre davantage sur la transition de la mentalité négative à la mentalité séductrice, ainsi que sur bien d'autres sujets que je n'aborde pas ici. Tu peux le trouver dans le même magasin où tu as acheté ce livre. Sinon, passe au chapitre suivant. De mon côté, je suis ravi de pouvoir partager ces connaissances avec toi.

VEUX-TU ÊTRE UN LOUP OU UN AGNEAU ?

CHAPITRE III

Malheureusement, ou peut-être heureusement, la vie est remplie d'agneaux sacrifiés, de victimes sans but, de suiveurs sans objectifs. C'est la raison pour laquelle le monde fonctionne comme il le fait : il y a des chefs et des esclaves, des pauvres et des riches, des gens qui réussissent et d'autres qui échouent, des séducteurs et des personnes qui ne le sont pas. C'est l'expression même de la vie, c'est naturel, et cela a toujours été ainsi et le sera toujours.

L'avantage dans tout cela, c'est que, comme les agneaux abondent, devenir un loup te permet de te démarquer du lot et de gagner en valeur aux yeux de n'importe qui. Si tu lis les biographies de personnes influentes, tu remarqueras que ce sont des individus qui se sont forgés eux-mêmes, dans l'adversité, capables de saisir les opportunités que la vie leur offrait, astucieux comme des loups.

Des personnages historiques tels qu'Hannibal, Napoléon, Hadrien, Marco Polo, et bien d'autres, étaient des loups et probablement de grands séducteurs. Ils se moquaient de l'opinion des autres et faisaient ce qu'ils estimaient être juste, même si parfois ils se trompaient. Ce qui comptait, c'était qu'ils prenaient des décisions et agissaient en conséquence, sans prêter attention aux avis des moutons. Ils étaient des leaders, admirés et respectés par les autres.

En matière de séduction, tu as sûrement remarqué que les femmes ne sont pas attirées par les hommes insécures, sans but ou qui ressemblent à de "petits agneaux". À moins que... ce qu'elles recherchent soit te dominer. Dans ce cas, elles aiment ça, bien sûr. Donc, à moins que tu ne souhaites être dominé (et dans ce cas, je te conseillerais de lire un livre sur la domination féminine), je pars du principe que tu continues à t'intéresser à ce livre.

Ainsi, j'imagine que ce que tu veux, c'est devenir un Putain de Loup ! Faim de succès, d'amélioration et de conquêtes, je t'invite à partir à la chasse de ce que tu désires dans la vie. Parce que, pendant que l'agneau attend qu'on le nourrisse, le loup doit chercher sa propre nourriture, et lorsqu'il en a besoin, il n'hésite pas à manger quelques agneaux. Cela peut paraître cruel, mais c'est la réalité. C'est entre tes mains de choisir quel type de personnalité tu veux adopter.

Tu te demandes peut-être... Qu'est-ce que cela a à voir avec la séduction ? Eh bien, tout est lié.

Pour être un séducteur, tu dois devenir un loup. Le loup s'adapte à son environnement, il peut voyager en meute ou en solitaire, parcourir de longues distances sur tous types de terrains, l'estomac vide, sans se plaindre ni se lamenter, car il sait qu'il finira par trouver sa proie. Il peut aussi élaborer des stratégies avec ses pairs pour assurer sa survie. Le loup ne se contente jamais de peu, il veut toujours plus, pour lui-même ou pour sa meute. Mais il trouve toujours un moyen, aussi difficile soit-il, de survivre.

Cela, mon ami, signifie qu'en tant qu'être humain, tu dois être toi-même, sans te soucier de ce que pensent les autres. Il s'agit d'exprimer ta personnalité, de poursuivre tes objectifs et tes aspirations, de sortir des sentiers battus, d'être authentique, de rester indifférent face aux critiques, de surmonter le rejet sans en être affecté, d'inviter la fille qui te plaît à danser en boîte ou d'aborder celle qui t'intéresse dans la rue ou au travail. C'est aussi savoir exprimer tes idées sans hésitation et, surtout, montrer ta meilleure version de toi-même.

Comme le loup, toutes ces caractéristiques sont celles d'un séducteur. C'est pourquoi, en tant qu'individu, il est de ton devoir de travailler sur ce qui te semble juste à chaque instant et dans chaque situation.

Si ton objectif aujourd'hui est de devenir un séducteur capable de parler à la fille qui te plaît et de l'emmener chez toi, d'être à l'aise seul comme en compagnie, de devenir quelqu'un d'aimé et d'attirant pour les femmes grâce à ta personnalité, alors tu dois agir comme un loup et adopter cette mentalité. Ce monde est déjà plein d'agneaux, et pour plaire, te démarquer ou séduire, tu dois offrir quelque chose de différent, de nouveau, tout en dégageant calme, naturel et confiance. Ces qualités sont essentielles pour devenir un séducteur.

Alors, adopte l'attitude du loup, mon pote, l'attitude du loup ! J'espère que cela t'a motivé à passer d'une mentalité de "timide à séducteur", ou à suivre l'analogie de "l'agneau au loup". Renforçons ce que nous avons appris avec une anecdote, pour illustrer comment j'ai cessé d'être un petit mouton pour commencer à montrer les crocs du loup. Avant mon départ pour Londres, comme je l'ai déjà mentionné, j'étais un garçon assez timide et insécure, mais j'avais toujours cette petite flamme intérieure qui me poussait à faire les choses différemment des autres.

À cette époque, j'avais vingt ans, je travaillais depuis un an dans une usine de viande, ce qui m'avait permis d'économiser un peu d'argent. J'ai donc décidé de faire un voyage en solo à travers l'Europe, pour gagner en confiance et parce que je n'avais jamais quitté l'Espagne auparavant. J'étais curieux de découvrir davantage le monde.

La décision n'a pas été facile, car j'avais une certaine appréhension à l'idée de voyager seul. Cependant, j'ai rassemblé mon courage et j'ai décidé de me lancer. J'ai commencé par l'Italie, où j'ai passé mes premiers jours en solitaire. Bien que je logeais dans une auberge de jeunesse, il m'était difficile d'interagir avec des inconnus à cause de ma timidité. Je me suis donc consacré au tourisme en solo. C'était agréable, mais je ressentais tout de même un manque de compagnie humaine.

Heureusement, au troisième jour, quelques gars sont venus me voir et m'ont proposé de découvrir Rome avec eux. Je me suis senti motivé et j'ai décidé de passer quelques jours avec eux à explorer la ville, manger de la pizza et boire des Peroni. Cette situation m'a obligé à surmonter ma timidité et à parler à des gens que je ne connaissais pas. Cela m'a énormément aidé à franchir un cap en matière de socialisation. Bien sûr, j'avais encore mes propres pensées limitantes dans la tête, mais disons que c'était le premier pas vers le changement, un pas qui m'a ouvert les yeux sur l'importance de la socialisation.

Mon prochain arrêt fut le Danemark. Dès mon arrivée tardive à l'auberge, je suis allé boire une bière seul sur la terrasse. J'imagine que les autres me regardaient avec un peu de pitié, car ils ont dû voir que j'étais un jeune homme timide et inexpérimenté. Un groupe de locaux m'a alors proposé de sortir en boîte avec eux, et j'ai accepté sans hésiter.

Ils ont été très chaleureux avec moi, m'ont présenté leurs amies et m'ont même dit que si l'une d'entre elles me plaisait, ils se feraient un plaisir de me la présenter. J'ai accepté et me suis encouragé à leur parler un peu. La vérité est que je n'avais toujours pas assez confiance en moi pour faire le premier pas, et encore moins pour finir la soirée au lit avec l'une d'elles.

Ainsi, cela s'est arrêté à une simple conversation basique. Je manquais encore de compétences sociales pour maintenir une bonne discussion et séduire. Pourtant, j'étais en train d'améliorer mes interactions sociales petit à petit. Je suis sûr que j'avais attiré l'attention de l'une des filles, car elle semblait intéressée par moi. Mais dans ma tête, les excuses habituelles tournaient en boucle : "Comment pourrais-je lui plaire si... ?" ou encore "Elle ne me trouve probablement pas attirant parce que..." et mille autres pensées du même genre.

Les jours ont passé, j'ai rencontré plus de gens et j'ai passé de bons moments. Cependant, je n'avais toujours pas le contrôle de mes émotions ni de mon "jeu interne". J'étais encore un Padawan en matière de séduction et de compétences sociales, mais je progressais, pas à pas, sans me décourager. Constant comme une fourmi, je travaillais à surmonter ma timidité.

Après le Danemark, je suis allé rendre visite à un

ami qui faisait son Erasmus en Pologne, plus précisément à Cracovie. J'y suis resté quelques jours. Bien que je n'aie pas encore appris à draguer (j'étais un vrai loser), mes compétences sociales avaient tout de même beaucoup progressé. Je me sentais plus à l'aise pour parler aux gens, je n'avais plus autant peur d'aborder des inconnus, ce qui signifiait que ma timidité s'estompait peu à peu. (Comme tu peux le voir, tout est une question de constance et de pratique.)

En Pologne, j'ai rencontré beaucoup de monde, notamment une fille qui me plaisait énormément. Elle venait souvent me parler, mais je dois admettre que je me sentais encore très mal à l'aise en présence des femmes. Je me bloquais complètement et rougissais même parfois juste pour dire bonjour. À cela s'ajoutait mon anglais déplorable de l'époque, ce qui rendait la conversation encore plus difficile. J'avais toujours des blocages, je ne savais pas comment avancer dans la discussion, et encore moins comment la séduire. La science de la séduction m'échappait encore totalement.

Mon séjour à Cracovie s'est déroulé entre soirées festives, repas copieux, un peu de tourisme... et malheureusement, beaucoup de moments en solitaire. Après cette expérience, j'ai décidé qu'il me fallait apprendre l'anglais si je voulais maintenir ce mode de vie. J'ai donc pris la décision de m'installer à Londres pour l'apprendre, tout en me mettant encore plus à l'épreuve. J'étais suffisamment conscient de la nécessité de me surpasser pour changer ma mentalité de timide à séducteur. Avant de partir, je suis passé par Prague. C'est sans aucun doute une ville médiévale magnifique. Là-bas, j'ai rencontré des Coréennes vraiment charmantes avec qui j'ai passé d'excellents moments. À ce jour, je regrette de ne pas avoir eu le courage d'aller plus loin et de ne pas avoir agi, car au final, je reste avec l'envie de savoir ce qui aurait pu se passer si j'avais osé... mais je ne le saurai jamais. Cela dit, je garde un bon souvenir de cette expérience. Ces échecs passés m'ont permis d'apprendre et de devenir l'homme que je suis aujourd'hui. Comme tu peux le voir, tout est un processus (je continuerai de le dire jusqu'à ce que ce soit gravé dans ton subconscient).

La dernière étape de mon voyage m'a conduit à Berlin, où j'ai encore fait de nouvelles rencontres et croisé de nouvelles femmes, mais sans succès en matière de séduction. (Oui, je continuais à avoir mes habitudes solitaires.) J'ai fait la fête, visité tous les musées importants de la ville, mangé des tonnes de Bratwurst et bu quelques bonnes bières allemandes. Après quelques jours, je suis finalement parti pour Londres, où, comme je l'ai mentionné, j'ai décidé d'apprendre l'anglais. Mais ça, c'est une autre histoire que j'ai déjà racontée en partie.

La conclusion de cette histoire est que, même si je n'avais rien accompli sur le plan de la séduction durant tout ce voyage (je n'avais couché avec personne, je n'avais même pas reçu un simple baiser), cela m'a donné le courage de commencer à croire en moi. Voyager seul m'a aidé à développer des compétences sociales et à renforcer ma confiance intérieure. J'ai aussi appris à laisser ma timidité derrière moi. Au final, voyager seul m'a forcé à me débrouiller par moi-même, sans dépendre de personne d'autre que moi. J'ai beaucoup appris sur moi-même et sur ce dont j'étais capable.

Il est vrai que j'étais encore un petit agneau, loin de devenir le loup que je suis aujourd'hui. Mais j'avais fait le premier pas vers le changement de mentalité et d'attitude. Il m'aura fallu encore quelques années pour devenir un loup, alors si tu sens que tu manques encore de courage ou de confiance, ne te décourage pas. C'est un processus qui se fait pas à pas. On ne peut pas atteindre le sommet sans gravir la montagne. Patience, persévérance, et... commence à changer ta mentalité limitante dès aujourd'hui ! Je suis sûr que tu ne le regretteras pas.

Si tu veux adopter la mentalité d'un séducteur ou d'un loup, je vais te donner une série d'activités que tu dois absolument réaliser, sans possibilité de refus ni de report. Commence dès que possible !

1. **Sors seul en soirée**. Cela peut te sembler un grand défi, voire un échec, mais c'est tout le contraire. En agissant ainsi, tu te mettras à l'épreuve et tu découvriras très probablement des qualités et des capacités que tu ne soupçonnais pas. Plus tu le feras, mieux ce sera. Ne te contente pas de le faire une seule fois et c'est tout. Fixe-toi pour objectif de sortir seul au moins une fois toutes les deux semaines. Et surtout, interagis avec les femmes. Rester silencieux et solitaire toute la nuit ne te servira à rien. L'objectif ici est de parler et d'interagir, et, si possible, de finir la soirée avec elle. Il est probable que les premières fois ne se passent pas comme tu l'espérais, mais… je te mets au défi ! (Personnellement, j'ai souvent plus de succès quand je sors seul que lorsque je suis mal accompagné).

2. **Fais un voyage en solitaire**. Cela rejoint ce que je disais dans l'exercice précédent,

mais avec la différence que voyager seul te fera grandir beaucoup plus en tant que personne. Tu apprendras à mieux te connaître, à forger une forte personnalité et une mentalité de gagnant. En fait, l'une des meilleures décisions que j'ai prises dans ma vie a été de voyager seul à travers le monde. J'ai passé six mois en Asie du Sud-Est, j'ai voyagé en Afrique du Nord, j'ai fait le tour de l'Europe, et je suis parti vivre seul à Londres et en Suisse. Tout cela m'a permis d'évoluer, et je peux te garantir que je n'étais jamais seul lorsque je ne le souhaitais pas. Je te raconterai sûrement quelques histoires à ce sujet plus tard. Alors, fais-toi plaisir et planifie ce voyage en solo. Tu n'as pas besoin d'être aussi extrême que moi en partant à l'autre bout du monde sans limite de temps, mais commence par une ville voisine et passe-y un week-end pour voir comment cela se passe. Je suis certain que cela t'aidera à forger une mentalité de loup.

3. **Parle dès maintenant à la fille qui te plaît**. Je me fiche de la peur que tu ressens ou des 159 excuses mentales que tu te trouves. Sincèrement, je m'en fiche. Fais-le maintenant ! Salue-la et invite-

la à sortir, à dîner, à prendre un verre, ou autre. Mais prends ton téléphone et écris-lui sur WhatsApp, Instagram ou ce qu'elle utilise. Au final, tu n'as rien à perdre et tout à gagner. Si elle dit oui, c'est génial ; si elle dit non, tu te libéreras d'un poids, car tu sauras qu'elle ne s'intéresse pas à toi, et tu pourras te concentrer sur d'autres. Alors, prends ton courage à deux mains et écris-lui ! Es-tu un agneau ou un loup ?

L'exercice numéro trois est indiscutable, tu dois le faire tout de suite. Le numéro un, réalise-le dès le week-end prochain avec pour objectif de parler au moins à une femme inconnue cette nuit-là. Quant au numéro deux, si tu as les moyens, fais-le le week-end suivant ; sinon, économise et fais-le dès que possible. Il est essentiel que tu réalises tous ces exercices. Je te garantis qu'ils te permettront de changer plus facilement ta mentalité d'agneau pour devenir un loup, un séducteur, un homme sûr de lui et qui sait ce qu'il veut. Prends ton courage à deux mains ! (Si tu penses qu'il est encore trop tôt et que tu ne te sens pas prêt, je peux le comprendre, mais à la fin du livre, tu devras les faire sans excuses.)

En avant, Loup !

LE POUVOIR D'ÊTRE SOI-MÊME

CHAPITRE IV

As-tu déjà vu un loup porter un masque ? Je suis sûr que non. En poursuivant la métaphore du chapitre précédent, tu seras d'accord avec moi pour dire que le loup agit de manière naturelle, fidèle à lui-même, instinctivement. Il a appris à être tel qu'il est grâce à la nature hostile et aux enseignements de sa mère louve, qui lui a montré comment survivre. Il est vrai qu'il y a des loups plus forts et d'autres plus faibles, tout comme il y en a qui sont Alphas dans leur meute. Mais au final, ce sont tous des loups, et chacun possède une qualité unique qui le fait se démarquer d'une manière ou d'une autre.

Cela dit, tu te rendras compte que le loup agit selon sa nature, sans prétendre être quelqu'un d'autre. En revanche, les êtres humains agissent souvent derrière des masques, comme lors d'un carnaval vénitien. Ils le font par manque d'amour-propre, parce qu'ils mènent une vie peu excitante, ou simplement par peur de montrer leur véritable personnalité – ou parfois même parce qu'ils ne savent pas vraiment qui ils sont. Pour être clair, agir ainsi, en te cachant derrière des masques, sans révéler ta vraie personnalité, t'éloignera de l'idée de devenir un séducteur et te rapprochera de celle d'être une contrefaçon. C'est pourquoi il est essentiel d'être soi-même, de se connaître et de ne jamais prétendre être quelqu'un que tu n'es pas. Si tu ne sais toujours pas qui tu es, voilà un autre travail à ajouter à ta liste de tâches à accomplir.

Je ne suis pas le seul à le dire, le célèbre oracle de Delphes l'a déjà proclamé : "Connais-toi toi-même." Par conséquent, si tu veux devenir un séducteur, la première chose à faire est de te connaître et D'ÊTRE TOI-MÊME. Pose-toi des questions, cherche ce qui te passionne. Qui es-tu ? Où veux-tu aller ? Dans quoi excelles-tu ? Dans quels domaines es-tu moins doué ? Quels sont tes objectifs et tes ambitions ? Où te vois-tu dans cinq ans ? Pourquoi lis-tu ce livre ? Explore ton essence véritable et réfléchis à tout cela.

En tant que loup que tu as décidé de devenir, tu dois comprendre l'importance de la naturalité dans la séduction. Il est temps de libérer le loup en toi et de laisser briller ton vrai toi ! Tu dois reconnaître qu'il n'y a personne d'autre comme toi, te sentir spécial, unique, et travailler à faire ressortir ta meilleure version.

En te montrant tel que tu es, sûr de toi et sans peur, tu dégageras une grande assurance et une confiance naturelle. C'est quelque chose que les femmes adorent et qu'elles valorisent énormément, ce qui les rendra beaucoup plus ouvertes à te donner une chance.

Que préférerais-tu si tu étais une femme ? Sortir avec quelqu'un qui prétend être ce qu'il n'est pas, utilisant des techniques copiées-collées apprises d'un gourou de la séduction ? Ou bien sortir avec quelqu'un qui sait ce qu'il veut, qui est authentique et sûr de lui ?

Si tu as choisi la bonne réponse, je t'invite à oublier toutes ces techniques de séduction bon marché que tu as apprises dans d'autres livres ou auprès de gourous. Elles ne sont que des copies qui ne fonctionneront pas pour toi, car ces techniques ne s'adaptent pas à toutes les personnalités. Cela te ferait paraître forcé ou ridicule. Crois-moi, les femmes s'en rendent compte immédiatement. Évite de te ridiculiser et commence à être original !

Dans ce monde rempli de copies, tu dois être la meilleure version de toi-même pour te démarquer, que ce soit pour séduire plus de femmes ou pour réussir dans d'autres aspects de ta vie personnelle.

Pour être toi-même, tu dois croire en tes compétences, en tes qualités, et en ta capacité à attirer les femmes. La confiance en soi et l'authenticité sont deux qualités extrêmement séduisantes, elles attirent les gens, et dans ce cas précis, elles attireront les femmes. Travaille à renforcer ton estime de toi et à reconnaître ta propre valeur.

Enfin, souviens-toi que l'authenticité est un processus continu. Permets-toi de grandir, d'évoluer, et d'explorer de nouvelles facettes de ta personnalité. L'authenticité ne signifie pas rester figé dans une version statique de toi-même, mais au contraire, être pleinement toi-même à chaque instant de ta vie. Tu ne seras pas la même personne aujourd'hui que dans vingt ans, et continuer à évoluer doit devenir un mode de vie pour toi.

Je vais te donner un exemple de ce qu'il ne faut pas faire si tu veux être un séducteur authentique. J'ai un ami que nous appellerons Alex. Alex est un gars plutôt séduisant, amusant et agréable. Cependant, son problème est qu'il ne se sent pas bien dans sa peau, il n'accepte pas qui il est ni les circonstances de sa vie. Récemment, il a divorcé de sa femme, avec qui il a une fille. C'était une expérience traumatisante pour lui, et il en a beaucoup souffert. Il a quitté son emploi, est retourné vivre chez sa mère et s'est retrouvé pratiquement ruiné. En d'autres termes, il traversait une période très difficile.

Au lieu d'accepter sa situation et de chercher une solution, d'être lui-même avec ses défauts et ses qualités, Alex a choisi d'endosser un personnage fictif. Il a adopté une personnalité qui n'était pas la sienne pour fuir ses problèmes et essayer d'attirer d'autres femmes, car c'est ce qu'il cherchait au fond : noyer son chagrin dans les bras d'une autre femme, même si ce n'était que pour une aventure.

Un soir, je me suis retrouvé avec lui dans un bar. J'essayais de lui remonter le moral, car c'était mon ami, et je me sentais mal de le voir dans cette situation. Je suis donc allé aborder un groupe de femmes, et nous nous sommes installés avec elles. Jusque-là, tout allait bien, nous avions la conversation classique lorsque l'on rencontre quelqu'un de nouveau : D'où viens-tu ? Que fais-tu dans la vie ? Quelles sont tes passions ? Comment t'appelles-tu ? Etc.

Comme il est normal, l'une des filles a demandé à Alex ce qu'il faisait dans la vie. Il a répondu qu'il possédait une entreprise d'achat et de vente de voitures, non seulement en Espagne mais dans toute l'Europe. Il prétendait gagner beaucoup d'argent et mener une vie trépidante. En somme, il se vantait d'être quelqu'un de brillant.

La réalité ? Alex était fauché, plus raide qu'un piquet. C'était moi qui lui payais ses sorties à ce moment-là. Heureusement pour lui, il plaisait malgré tout aux femmes. Elles riaient avec lui et finissaient par flirter. Mais le problème, c'est que les mensonges finissent toujours par être découverts. Il racontait souvent qu'il avait une voiture, alors que la sienne lui avait été confisquée à cause de ses dettes.

Alex a fini par revoir l'une des filles une autre fois, mais bien sûr, ses mensonges ne tenaient plus. Elle a découvert qu'il n'avait ni argent, ni entreprise, ni voiture. En fin de compte, Alex était un menteur. Et ça, c'est tout sauf séduisant. Au contraire, cela repousse.

Mon ami s'est retrouvé dans une situation désastreuse, à inventer des personnages et à fuir ses problèmes. Il a sombré dans la drogue, a fréquenté de mauvaises personnes et n'était plus honnête avec personne. Il racontait des histoires inventées à tout le monde, hommes comme femmes, pour en tirer profit.

Peut-être qu'il a parfois réussi, mais au final, il a fini seul, et aujourd'hui, il est dans un centre de désintoxication. J'espère qu'il apprend de ses erreurs et qu'il cherche à redevenir lui-même. Je n'ai plus de contact avec lui pour le moment, mais j'espère que tout ira bien pour lui et qu'il pourra s'en sortir plus fort qu'avant.

Alors, s'il te plaît, ne sois pas comme Alex, même si c'est quelqu'un que j'apprécie. Ses décisions de vouloir être quelqu'un qu'il n'était pas l'ont conduit à une mauvaise fin. C'est pourquoi il est si important d'être soi-même en toutes circonstances, avec honnêteté, valeurs et respect. Je te garantis que c'est cela qui attire vraiment les femmes.

En étant toi-même, tu n'obtiendras pas seulement une aventure d'un soir. Si tu fais les choses correctement, tu pourras être avec qui tu veux, aussi longtemps que tu le souhaites, avoir des relations aussi souvent que tu le désires, ou bien établir une relation saine, selon ce que tu cherches.

En conclusion, et pour clore ce chapitre, il n'y a pas de formule magique. Mais le chemin vers l'authenticité commence par l'exploration de soi, la confiance en soi, la communication sincère avec toi-même et avec les autres, et par une croissance personnelle constante. Suis ce chemin, et tu verras que tu deviendras un homme authentique et attirant, capable de séduire en étant toi-même. Aie confiance en toi ! Sois authentique ! Et deviens un loup !

Maintenant, je t'invite à faire l'exercice suivant, qui t'aidera à mieux te connaître tout en mettant en avant ta meilleure version. Il est essentiel que tu y consacres le temps et l'énergie nécessaires, sinon l'exercice ne sera pas efficace.

Exercice

1. **Reconnaître tes passions et tes objectifs de vie**. Fais une liste des choses qui te passionnent ainsi que de tes objectifs à court et moyen terme, et essaie de les intégrer dans ta vie quotidienne. Cela t'aidera à te connecter avec ton moi intérieur et à faire ressortir ton authenticité. Par exemple, si tu aimes voyager, organise des voyages plus souvent. Si ton objectif est de devenir un séducteur et d'interagir avec plus de femmes, écris-le et réfléchis aux qualités et compétences qui te manquent pour y parvenir.

2. **Définir ta personnalité de séducteur**. Réfléchis et écris à propos de ta personnalité en lien avec la séduction. Quel type de séducteur souhaites-tu être ? Comment aimerais-tu que soient tes relations avec les femmes ? Imagine-toi déjà comme un séducteur et note quelles seraient tes qualités, tes caractéristiques et tes comportements séduisants. Garde ce papier à portée de vue pour renforcer cette vision de toi-même et pour te pousser à développer les compétences personnelles qui te manquent.

3. **Analyser tes peurs et ce qui t'empêche de devenir le séducteur que tu veux être**. Fais une liste de tes peurs et de tes blocages en matière de séduction, d'interactions avec les femmes et de développement personnel. Réfléchis à la manière dont ces peurs t'ont limité et t'ont empêché d'être la personne que tu souhaites devenir. Ensuite, rédige des stratégies spécifiques pour surmonter chacune de ces peurs et limitations, en te concentrant sur les moyens de les affronter et de progresser personnellement.

4. **La technique du miroir**. Cela peut te sembler étrange, mais c'est une méthode très efficace et peu connue pour renforcer la confiance en soi et atteindre tes objectifs. Elle consiste à se regarder dans un miroir, droit dans les yeux, et à se dire à soi-même les qualités positives que l'on possède, ainsi que ce que l'on va accomplir dans la vie. Par exemple, dis-toi à quel point tu es sûr de toi et séduisant, que tu es capable de séduire la femme que tu désires, que tu en vaux la peine et que tu le sais. Affirmes-le avec conviction, parle-toi de manière positive et crois en toi. Essaie de le faire au moins une fois par jour, pendant en-

viron 5 à 10 minutes, dans un endroit où tu te sens à l'aise.

5. **Mémorise les principes suivants, issus de cette lecture** :

- **Adopte la mentalité du loup** : Abandonne la mentalité de l'agneau et adopte une mentalité forte et indépendante. Aie confiance en ta valeur et poursuis tes objectifs avec détermination.

- **Surmonte la timidité et développe tes compétences sociales** : Confronte tes peurs et améliore tes compétences en communication verbale et non verbale. Apprends à engager des conversations intéressantes et à les maintenir.

- **Sois authentique et découvre ta personnalité séductrice** : Reconnais que chaque personne est unique et possède sa propre manière de séduire. Découvre tes passions et tes objectifs dans la vie, définis ta personnalité de séducteur et affronte tes peurs et limitations.

- **Cultive la confiance en toi** : Travaille sur ton estime de soi, visualise-toi comme un séducteur accompli et utilise un langage positif pour renforcer ta mentalité. Crois en toi-même et en tes capacités.

- **Renforce ton authenticité grâce à la technique du miroir** : Regarde-toi honnêtement dans le miroir et reconnais tes qualités. Affirme ta valeur et engage-toi à être authentique dans tes interactions avec les femmes.

Il est essentiel de ne pas avancer dans la lecture avant d'avoir complété ces exercices. Je sais que tu as envie de continuer à lire, mais maîtrise-toi, prends le temps nécessaire pour les terminer, concentre-toi et donne le meilleur de toi-même.

VIVRE UNE VIE UNIQUE !

CHAPITRE V

En tant que loup et homme que tu as décidé de devenir, mener une vie unique, pleine et enviable est une autre grande qualité d'un séducteur. Comme tu le sais, la plupart des gens mènent des vies ennuyeuses, monotones, sans émotions, tristes et dépourvues de sens. En conséquence, ils n'attireront jamais l'attention de personne, car ils suivent des schémas de vie que tout le monde reproduit et déteste.

En général, ces personnes sont coincées dans la "course du rat". Elles seront toujours pauvres ou esclaves d'un travail ou d'un patron, sans aucun contrôle sur leur temps, avec peu de possibilités de développement personnel et totalement dépendantes de cette vie dont elles se plaignent constamment mais qu'elles n'arrivent pas à quitter.

Mais en quoi cela a-t-il un rapport avec la séduction ? Eh bien, personne n'est attiré par une vie monotone, c'est aussi simple que ça. Et si ton objectif est de séduire des femmes, mener une vie routinière où tu n'as pas de maîtrise sur ton temps rendra les choses plus compliquées. Je ne dis pas que c'est impossible, mais il est bien plus facile de séduire si tu mènes une vie différente, pleine d'émotions et avec une certaine liberté financière, car la différence attire toujours, c'est un fait indiscutable.

Voici un secret : la plupart des femmes que tu trouves attirantes rêvent de rencontrer quelqu'un qui les fasse sortir de leur routine ennuyeuse et dépourvue de sens. Par conséquent, si tu es toi-même quelqu'un de monotone, sans objectif et pris dans la routine, il te sera difficile de sortir une femme de sa propre routine, puisque tu n'arrives même pas à sortir de la tienne.

Qui préférerais-tu rencontrer ? Une serveuse qui ne fait que travailler et rentrer chez elle ? Ou une femme entrepreneure, voyageuse et maîtresse de son temps ?

La réponse est évidente, et la femme que tu cherches à séduire ferait probablement le même choix.

Ne me comprends pas mal, je ne te dis pas de quitter ton travail du jour au lendemain ni d'abandonner ta vie monotone. Je comprends que, comme tout le monde, tu as des dépenses fixes à couvrir, et quitter ton emploi ou tes études soudainement ne serait pas la décision la plus intelligente. Ce que je te suggère, c'est de commencer à acquérir des connaissances dans d'autres domaines, comme la liberté financière ou l'entrepreneuriat, afin d'aspirer à une vie différente et de te mettre en route dès que possible.

D'ailleurs, il n'est pas nécessaire d'être riche pour voyager, découvrir d'autres cultures, et, en fin de compte, faire ce que tu veux. Mais l'argent aide beaucoup, surtout dans le système globalisé dans lequel nous vivons. Il t'aidera à bâtir une vie différente. Continue ce que tu fais pour l'instant, mais aspire à quelque chose de plus grand. Sois différent et essaie de mener une vie hors du commun. Tu peux être un hippie vivant dans une caravane, cela te rendra aussi unique, et il n'y a rien de mal à cela. Mais personnellement, je préfère entreprendre, écrire des livres, avoir une liste de marketing par e-mail qui me génère des revenus en ligne et me permette de mener le style de vie que je souhaite. Cela me permettrait même de vivre dans une caravane si un jour je le désire (ce que je compte faire un jour).

Je vais te donner un exemple pour que cela soit plus clair. Philippe II, le père d'Alexandre le Grand, est un excellent exemple de quelqu'un qui a mené une vie extraordinaire.

Cet homme était le plus jeune fils d'un roi macédonien, donc il avait très peu de chances d'hériter du trône. Pour compliquer encore les choses, il fut envoyé comme otage dans le royaume voisin de

Thèbes après une défaite militaire de son père. Cela aurait pu signifier qu'il ne rentrerait jamais chez lui. Cependant, après être revenu en Macédoine, avoir affronté ses frères, bénéficié du soutien de militaires et d'un peu de chance, il réussit à monter sur le trône.

Non content de cela, il créa également la célèbre phalange macédonienne et, grâce à ses campagnes militaires victorieuses, plaça la Macédoine sur la carte de la Grèce antique, alors que ce n'était auparavant qu'un royaume en déclin. En créant la ligue de Corinthe, il devint la plus grande puissance de la région du Péloponnèse.

Philippe était également célèbre pour combattre aux côtés de ses troupes, à pied et en première ligne, alors que les nobles de l'époque combattaient à cheval. Il gagna non seulement le respect de ses ennemis, mais aussi celui de ses soldats. Il perdit un œil au combat et fut blessé à une jambe, ce qui le fit boiter toute sa vie.

D'un point de vue sentimental, il eut sept femmes et Dieu seul sait combien de maîtresses. Toutes étaient attirées par son pouvoir et sa vie extraordinaire (malheureusement, on raconte que sa dernière femme le fit assassiner par jalousie). Alors tu peux imaginer combien de femmes ont été séduites par lui.

C'est aussi grâce à lui qu'Alexandre le Grand put mener une vie enviable, car il lui laissa un empire en expansion et une armée réformée, la meilleure de son époque, qui l'accompagna jusqu'en Inde.

Même aujourd'hui, près de trois mille ans plus tard, ses exploits sont toujours racontés. Il est un exemple de quelqu'un qui a choisi de se dépasser, d'accomplir l'inimaginable, et de laisser une marque indélébile dans l'histoire antique. Tout cela parce qu'il a décidé de mener une vie extraordinaire au lieu de se contenter d'être le cadet dans l'ombre.

Je sais que cela s'est passé il y a longtemps, et qu'il était aussi le fils d'un roi, mais ce qu'il faut retenir, c'est l'extraordinaire de sa vie et tout ce qu'il a accompli. Cela le rendait enviable aux yeux des hommes, et irrésistible aux yeux des femmes. Le meilleur dans tout ça, c'est que cela aurait le même effet aujourd'hui.

Tu n'as pas besoin d'être un roi macédonien pour mener une vie pleine de succès, mais tu dois comprendre la différence entre mener une vie d'abondance et de réussite, et mener une vie de soumission, de normalité et d'anonymat.

Ce chapitre est surtout un conseil pour que cela s'imprime dans ton subconscient. Ce n'est pas l'élément le plus crucial pour séduire une femme, mais cela fera une grande différence et rendra tout beaucoup plus facile, simplement par l'admiration que tu susciteras. Parce que tu seras un homme accompli, qui atteint ses objectifs, mène une vie de rêve, est indépendant financièrement, et se moque de ce que pensent les autres parce qu'il sait ce qu'il veut et comment l'obtenir.

En tant que loup et séducteur que tu veux devenir, cela devrait faire partie de tes aspirations. Non seulement pour séduire et rencontrer des femmes, mais pour toi-même, afin de mener une vie épanouie, dont tu seras fier de parler à tes amis, tes conquêtes, ta future femme ou tes petits-enfants.

Je vais prendre une petite bière et préparer mon voyage à Majorque, où je pars demain avec une femme magnifique que je suis en train de connaître, pour passer trois jours de plage, de soleil, de bonne compagnie, de nourriture et de moments intimes.

La suite de l'histoire pourrait être racontée dans les prochains chapitres, ou peut-être que je déciderai de la garder pour moi. À suivre !

Je te laisse avec un exercice pratique pour t'aider à trouver une idée d'entreprise ou de projet entrepreneurial, si tu veux, toi aussi, mener une vie différente.

Exercice

1. Découvrez vos passions et compétences.

- Faites une liste de ce qui vous passionne et de vos compétences clés.
- Identifiez l'intersection entre vos passions et vos compétences.

2. Identifiez les opportunités de marché.

- Choisissez au moins trois domaines d'intérêt parmi ceux de la liste précédente.
- Étudiez le marché dans chacun de ces domaines pour y identifier des opportunités.
- Sélectionnez l'option qui combine votre intérêt personnel avec une opportunité de marché.

3. Définissez votre Proposition Unique de Valeur.

- Décrivez comment votre projet répondra aux besoins ou aux désirs du marché.
- Définissez clairement ce qui vous rend unique par rapport à la concurrence.

4. Élaborez un Plan d'Action.

- Établissez des objectifs clairs pour votre entreprise à court, moyen et long terme.
- Créez un plan d'action détaillé avec des étapes concrètes et des délais.

5. Faites le premier pas vers votre projet entrepreneurial.

- Passez en revue votre plan d'action et identifiez l'étape la plus simple à réaliser pour commencer.
- Est-il possible d'envoyer des e-mails à de potentiels collaborateurs ? De concevoir le logo de votre projet ? De rechercher des fournisseurs ? D'acheter un nom de domaine ? D'écrire un livre ?
- Exécutez cette première étape dès aujourd'hui, peu importe sa taille.

MÂLE ALPHA, BÊTA, SIGMA : LEQUEL VEUX-TU ÊTRE ?

CHAPITRE VI

Dans ce chapitre, je souhaite aborder les différences entre un Bêta, un Alpha et un Sigma, afin que tu comprennes bien les caractéristiques de chacun et que tu puisses choisir celui auquel tu t'identifies le plus. Cela pourra t'inspirer à apporter le changement que tu cherches dans ta vie. Je vais maintenant expliquer chaque profil masculin dans le domaine de la séduction.

Mâle Alpha

Caractéristiques Séductrices

Le Mâle Alpha dégage une confiance inébranlable qui attire naturellement l'attention des femmes. Son langage corporel exprime l'autorité et le pouvoir, avec un regard perçant qui communique désir et détermination. Sa confiance en lui se manifeste par une voix ferme et des gestes assurés.

Relation avec la Séduction

En matière de séduction, l'Alpha se distingue par son initiative naturelle. Il n'hésite pas à exprimer clairement ses intentions, créant une dynamique où la femme se sent désirée et guidée. Sa capacité à diriger dans le jeu de la séduction réside dans une combinaison de confiance, d'humour et d'une compréhension instinctive des désirs féminins.

Perception Féminine

Du point de vue des femmes, le Mâle Alpha représente la figure de l'homme fort et sûr de lui. Sa confiance et sa détermination suscitent une attirance instinctive, tandis que son rôle de leader dans la séduction crée une atmosphère excitante et passionnée.

Avantages

- Attraction immédiate.

- Leadership et dynamisme naturels.
- Excitation et passion dans la relation.

Inconvénients

- Peut être perçu comme arrogant.
- Potentiel manque de connexion émotionnelle profonde.
- Pression due aux attentes élevées.

Mâle Bêta

Caractéristiques Séductrices

Le Mâle Bêta se distingue par son empathie et sa capacité à créer une connexion émotionnelle. Son charme réside dans sa capacité à comprendre les désirs et les besoins de la femme, en créant une relation authentique. Son attitude détendue et amicale crée une atmosphère de confort et de confiance.

Relation avec la Séduction

Contrairement à l'Alpha, le Bêta aborde la séduction à travers la connexion émotionnelle. Il se démarque par son écoute attentive, son intérêt sincère et l'expression de ses propres émotions. Il cherche à établir une relation au-delà de la superficialité, en construisant sur l'authenticité et la compréhension mutuelle.

Perception Féminine

Pour les femmes, le Mâle Bêta incarne la sécurité émotionnelle et la connexion significative. Sa capacité à comprendre et à soutenir crée un climat de confiance et de proximité. Son charme réside dans son authenticité et dans l'établissement d'une relation fondée sur la compréhension mutuelle.

Avantages

- Connexion émotionnelle profonde.
- Atmosphère détendue et confortable.
- Accent sur la communication et la compréhension.

Inconvénients

- Peut être perçu comme manquant de leadership.
- Moins attirant au premier abord.
- Risque élevé de se retrouver dans la "friendzone".

Mâle Sigma

Caractéristiques Séductrices

Le Mâle Sigma se distingue par son aura de mystère, qui intrigue les femmes. Son indépendance et son approche réservée créent une attraction fondée sur la curiosité. Son langage corporel suggère la confiance en soi, mais de manière subtile et énigmatique.

Relation avec la Séduction

Dans le jeu de la séduction, le Sigma se démarque par son approche non conventionnelle. Il ne suit pas les règles habituelles et préfère une approche plus détendue. Sa capacité à maintenir une certaine distance crée une dynamique intrigante où la femme est poussée à en découvrir davantage sur lui.

Perception Féminine

Du point de vue des femmes, le Mâle Sigma représente un défi et une source d'intrigue. Son mystère génère une attirance basée sur la curiosité et l'aventure. Les femmes voient en lui quelqu'un qui suit son propre chemin, créant un sentiment d'imprévisibilité et d'excitation dans la relation.

Avantages

- Attirance basée sur la curiosité.

- Indépendance et autonomie.
- Moins de pression liée aux attentes traditionnelles.

Inconvénients

- Difficile à engager dans une relation à long terme.
- Peut sembler distant.
- Moins prévisible en matière de leadership.

Maintenant que tu as une idée de chaque type de profil, avec ses avantages et inconvénients, il est important de comprendre que personne n'est exactement un "type" fixe, comme un robot. Nous sommes tous des êtres humains flexibles et malléables, et nous avons le pouvoir de choisir qui nous voulons devenir, en intégrant les caractéristiques et compétences qui nous attirent.

Alors ne te laisse pas enfermer dans une case. Sois conscient des traits généraux de chaque type de profil, adapte ce qui te correspond à ta personnalité, et travaille à acquérir le rôle social que tu désires. Sois simplement naturel et reste toi-même, en tenant compte de toutes les caractéristiques énumérées dans ce chapitre.

Souviens-toi qu'il n'y a pas de profil idéal. Nous pouvons tous être des séducteurs, quelle que soit notre nature. Personnellement, je m'identifie à des traits issus des trois types de profils. Je ne me laisse donc pas définir par un seul d'entre eux ; je prends simplement les meilleures caractéristiques de chaque profil, je les fais miennes et je brille par ma naturalité.

Partie II :

*Introduction à la séduction ;
Caractéristiques et compétences
D'un séducteur.*

LA SÉDUCTION PAR L'IMAGE

CHAPITRE VII

Dans ce chapitre, je vais te guider sur le chemin fascinant de la séduction à travers l'image personnelle. La manière dont tu te présentes au monde en dit long sur toi et a un impact significatif sur ta capacité à attirer les femmes. Tu apprendras à développer un style unique, qui reflète ta personnalité séduisante et te permet de te démarquer.

Avant de pouvoir séduire une femme avec ton style personnel, tu dois d'abord savoir quelles cartes tu as en main, c'est-à-dire ton propre corps. Prends un moment devant le miroir et observe attentivement. Identifie tes points forts, tes faiblesses et les domaines que tu peux améliorer. Ne te mens pas à toi-même et ne fais pas semblant d'ignorer ce que tu vois. Si tu ne te connais pas, comment attends-tu que quelqu'un d'autre te connaisse ?

Identifie tes atouts physiques, ces traits qui te distinguent. Peut-être que c'est ta chevelure de séducteur, tes bras sculptés ou cette allure athlétique. Ce sont tes forces, et il est temps de les montrer au monde. Mais attention, sois également conscient de tes faiblesses et travaille dessus. Ne te cache pas derrière des excuses, agis et améliore-toi !

Une fois que tu auras évalué ta situation, il sera temps de mettre en place ta stratégie vestimentaire. Choisis des vêtements qui mettent en valeur tes meilleurs atouts physiques et qui atténuent les zones que tu trouves moins avantageuses. Ne t'inquiète pas, je ne te demande pas de te déguiser ou de suivre aveuglément les dernières tendances. La clé est de trouver un équilibre entre montrer ta personnalité unique et soigner ton apparence.

Expérimente différents styles pour découvrir ce qui te correspond le mieux. Tu peux opter pour un look décontracté mais élégant, ou peut-être pour un style plus sophistiqué et audacieux. Rappelle-toi, le style ne se limite pas aux vêtements que tu portes, mais à la manière dont tu te sens en les portant. Ose être authentique, trouve ton propre chemin et laisse ta marque.

Ne néglige pas les détails. Des chaussures impeccables, une coiffure qui reflète ta personnalité, un parfum subtil et des accessoires bien choisis peuvent faire toute la différence : une montre élégante, un collier, un bracelet ou même un objet qui a une signification personnelle. L'essentiel est que tu te sentes à l'aise avec ce que tu portes.

Ne sois pas paresseux, consacre du temps et des

efforts à ton apparence. L'image que tu projettes est la première impression que les femmes auront de toi, alors assure-toi qu'elle soit positive.

Les détails font la différence entre être "médiocre", "bon" ou "extraordinaire". Prends soin de tes cheveux, entretiens ta barbe et choisis des vêtements adaptés à ton corps et à ton style personnel. N'oublie pas que le véritable style se trouve souvent dans les détails simples.

Ajoute des touches distinctives à ton style, comme des accessoires uniques qui racontent une histoire sur toi, sur un voyage que tu as fait ou sur un cadeau significatif que tu as reçu. Ces détails montrent que tu prêtes attention à chaque aspect de ton apparence. Fais en sorte que chaque détail compte, et tu verras comment ton image séduisante passera à un autre niveau !

Exprime la confiance à travers ton style. La séduction commence de l'intérieur et se reflète dans ton apparence. Quand tu te sens bien dans ta peau, cela se voit dans la façon dont tu t'habilles et dont tu te comportes. La confiance en soi est extrêmement attirante, et ton style peut être un outil puissant pour la refléter.

N'aie pas peur d'expérimenter et de sortir de ta zone de confort. Essaie de nouveaux styles et trouve ceux qui te font te sentir comme l'homme le plus confiant de la pièce. Rappelle-toi, le style ne consiste pas à suivre les règles de la mode, mais à rester fidèle à toi-même et à montrer au monde la meilleure version de toi. Aie confiance en toi et laisse ton style séduisant briller !

Ose être unique. Dans un monde rempli de copies et de stéréotypes, démarque-toi comme un véritable joyau. La séduction consiste à être authentique et à sortir du lot. N'aie pas peur d'être différent. Ta singularité est ta plus grande force et la clé pour attirer l'attention des femmes.

Brise les barrières du conventionnel et ose être différent. Expérimente avec des couleurs, des textures et des motifs qui te font te sentir confiant et puissant. Le monde n'a pas besoin de plus d'imitateurs, il a besoin de plus de personnes audacieuses et uniques qui osent briller par leur propre essence.

Ne sois pas comme mon ami Pierre. Son style est bien trop "original". Il n'est peut-être pas l'homme le plus séduisant, mais le vrai problème, c'est qu'il ne prend pas soin de lui. Ses cheveux longs sont négligés, sa barbe semble sortir tout droit d'une aventure avec Robinson Crusoé, et son style vestimentaire... disons qu'il n'est pas des plus raffinés. Il porte des vêtements confortables, certes, mais il manque de cohérence et de goût, au point que même les singes sur l'île déserte ne le remarqueraient pas.

Pierre ne se soucie pas du tout de son image, et c'est pourquoi beaucoup pensaient qu'il était toujours vierge… sauf s'il a décidé de payer une prostituée (ce dont je n'ai pas la preuve). Récemment, il s'est montré déprimé à ce sujet, mais il ne fait rien pour changer.

Au contraire, il est fier d'être "différent", ce qui est quelque chose que je soutiens dans ce livre, mais dans son cas, c'est un peu extrême. Si tu veux qu'une femme te remarque, tu dois quand même accorder un minimum d'attention à ton apparence. Peu importe à quel point tu es cool, si tu ressembles à un clochard, tu ne plairas à personne, même pas à ta mère.

Le sommet du ridicule a été atteint il y a quelques jours quand j'ai rencontré Pierre pour une promenade, car il devait récupérer une commande chez Decathlon. Il m'a avoué qu'il avait commandé trois t-shirts de la section chasse, tous de la même couleur verte… Il m'a même dit qu'il en avait déjà deux autres identiques à la maison ! Apparemment, son objectif est de ressembler à Bart Simpson, mais avec des t-shirts encore plus moches. Pierre a des amies, mais elles le classent toujours dans la "friendzone" à cause de son manque de soin personnel. Aucune femme ne le voit comme un homme séduisant, elles le considèrent plutôt comme un frère ou un pote.

Si tu ne veux pas finir comme Pierre, fais-toi une faveur et prends soin de ton image. Fais tout ton possible pour avoir l'air attirant et capter l'attention des femmes, ou au moins, pour ne pas les repousser.

Dans ce chapitre, tu as appris l'importance de cultiver un style personnel séduisant. De la découverte de ton style unique à l'attention aux détails, en passant par l'expression de la confiance et l'audace d'être différent, chaque aspect de ton apparence contribue à ta capacité de séduction. Rappelle-toi, ton style est un outil puissant qui peut ouvrir des portes, ou au contraire, les fermer.

Enfin, je te proposerai une liste de 7 scénarios possibles pour un rendez-vous, avec des conseils vestimentaires simples pour que tu sois élégant et confiant. Ce ne sont que des exemples pour te donner une idée pratique de comment bien t'habiller pour attirer l'attention. Mais si tu as une meilleure idée qui te met plus à l'aise, n'hésite pas à la suivre. Mon seul conseil est : ne sois pas comme mon ami Pierre.

1. Tenue décontractée élégante pour un rendez-vous au restaurant

- *Pantalon* : Opte pour un jean foncé bien ajusté. Ajoute une ceinture noire ou foncée pour une touche élégante.
- *Chemise* : Porte une chemise boutonnée, comme une chemise blanche ou à carreaux que tu apprécies.
- *Chaussures* : Choisis des baskets stylées ou des chaussures simples, et essaie de les assortir à ton pantalon ou à ta chemise.
- *Accessoire* : Une montre classique ou un bracelet peut ajouter une touche de raffinement.

2. Rendez-vous pour prendre un café

- *Pantalon* : Porte un jean foncé ou de couleur que tu aimes.
- *T-shirt* : Un t-shirt basique dans une couleur qui te met en valeur.
- *Chaussures* : Des baskets confortables que tu possèdes déjà.
- *Accessoire* : Si tu le souhaites, une casquette simple peut apporter une touche décontractée.

3. Tenue décontractée pour une promenade

- *Pantalon* : Un pantalon habillé ou en tissu confortable.
- *Chemise* : Une chemise boutonnée qui te va bien.
- *Chaussures* : Des mocassins ou des chaussures

confortables.
- *Accessoire* : Un bracelet simple peut ajouter une touche intéressante.

4. Tenue pour un rendez-vous décontracté ou "Day Game"

- *Pantalon* : Jean foncé ou de couleur, selon ta préférence.
- *T-shirt* : Un t-shirt basique dans une couleur que tu apprécies.
- *Chaussures* : Des baskets confortables et stylées.
- *Accessoire* : Un chapeau ou un autre accessoire personnel si tu te sens à l'aise.

5. Ensemble pour sortir en soirée

- *Pantalon* : Un pantalon foncé bien ajusté.
- *Chemise* : Une chemise à col en V ou col rond dans une couleur sobre.
- *Chaussures* : Des chaussures assorties et confortables.
- *Accessoire* : Un collier ou une chaîne discrète pour une touche de style.

6. Rendez-vous en plein air en été

- *Short* : Un short confortable, parfait pour les journées chaudes.
- *T-shirt* : Un t-shirt avec un design simple.
- *Chaussures* : Des baskets sportives et confortables.
- *Accessoire* : Une casquette de sport peut être pratique et stylée, ou choisis de ne rien porter

si tu préfères.

7. Rendez-vous décontracté en hiver

- *Pantalon* : Jean foncé ou chinos.
- *Chemise* : Chemise en flanelle dans des tons hivernaux.
- *Pull* : Pull à col rond ou en V dans une couleur qui te plaît.
- *Manteau* : Un manteau long en laine dans des tons foncés pour un look élégant et chaleureux.
- *Chaussures* : Bottes en cuir ou bottines robustes pour affronter le froid avec style.

L'ÉNERGIE MASCULINE : LA CLÉ POUR DEVENIR UN SÉDUCTEUR

CHAPITRE VIII

Malheureusement, comme tu le sais déjà, cher lecteur, dans la société actuelle, politisée et souvent déconcertante, l'énergie masculine n'est pas bien vue. En fait, selon moi, il y a une volonté de féminiser l'homme, de le rendre moins indépendant, plus faible, plus incertain et, finalement, plus facile à contrôler et à manipuler.

Je crois que tout cela n'est rien d'autre qu'une stratégie pour obtenir le contrôle absolu que recherchent certaines élites mondiales. Un moyen de manipuler la population à leur guise, et quoi de mieux que de créer des hommes dociles, faibles, perdus et confus, qui ne savent ni qui ils sont, ni d'où ils viennent, ni où ils vont. Cela permet de les garder sous contrôle, qu'ils consomment, qu'ils travaillent et fassent ce que l'on attend d'eux sans poser de questions.

Aujourd'hui, il semble à la mode que l'homme doive être le plus féminin possible, qu'il oublie sa masculinité et son énergie, et qu'il devienne quelqu'un qui ne sait pas qui il est. Je vois dans la rue des jeunes qui correspondent à ces critères, menés sans réfléchir par une société qui les conduit à l'abattoir. Ils soutiennent sans discernement chaque nouvelle loi progressiste ou chaque tendance issue de la culture woke, sans avoir de véritables idées propres. C'est ce que j'observe et, bien entendu, ce n'est que mon avis.

Le but de cette réflexion est de te faire comprendre que si tu veux être un véritable séducteur, maître de toi-même, sûr de toi et clair dans tes objectifs de vie, tu dois t'éloigner de ces tendances et cultiver ton énergie masculine. Cela ne veut pas dire que tu dois devenir un homme des cavernes, brutal et belliqueux. Mais tu ne dois pas non plus être un homme apathique, sans énergie, qui ne suscite ni intérêt ni désir. La clé réside dans le juste équilibre.

En fin de compte, dans la séduction, ce qui compte vraiment, c'est l'énergie que tu dégages. Elle est bien plus importante que ton apparence ou que toute autre chose superficielle. Ce qui fait la différence dans la séduction, c'est l'énergie que tu projettes : ton regard, ta démarche, ton sourire et chaque geste que tu fais. Avant d'aller plus loin dans les détails, définissons ce qu'est réellement l'énergie masculine.

Énergie masculine : Pour beaucoup, l'énergie masculine évoque des images de force et de courage, mais elle est bien plus que cela. C'est cette force intérieure qui te pousse à relever les défis et à poursuivre tes objectifs avec une passion ardente. C'est le courage d'être authentique, d'accepter qui tu es et de vivre avec intégrité. C'est l'art de ne jamais abandonner et de persévérer jusqu'à l'accomplissement de tes objectifs, quelles que soient les circonstances. C'est aussi la capacité à prendre des décisions, à montrer du leadership et à agir naturellement avec confiance.

Imagine un lion dans la savane ; majestueux, protecteur et sûr de lui. C'est ainsi que l'énergie masculine s'exprime à son apogée. Elle nous pousse à être des leaders, non seulement dans nos interactions sociales, mais aussi dans notre propre vie. Lorsque tu dégages cette énergie, tu envoies un message clair de confiance et de sécurité, ce qui crée une attraction irrésistible.

Caractéristiques de l'énergie masculine :

- **Confiance** : L'énergie masculine est indissociable de la confiance en soi et de la sécurité dans la prise de décisions.

- **Force physique et mentale** : La masculinité est souvent associée à la force, tant sur le plan physique que mental.

- **Détermination et ambition** : L'énergie masculine se manifeste par la volonté d'atteindre des objectifs et l'ambition tant dans la vie professionnelle que personnelle.

- **Indépendance** : La capacité à être autonome et indépendant est une caractéristique fondamentale de l'énergie masculine.

- **Responsabilité** : Prendre soin de soi et des autres est un attribut souvent associé à cette énergie.

- **Leadership** : Historiquement, l'énergie masculine est liée au leadership et à la capacité de prise de décisions.

- **Équilibre émotionnel** : Bien que l'énergie masculine ait été perçue comme moins expressive émotionnellement, un équilibre dans l'expression des émotions est essentiel.

- **Courage** : La volonté de relever des défis et de prendre des risques fait partie intégrante de l'énergie masculine.

- **Capacité à résoudre des problèmes** : Cette énergie est souvent liée à la capacité d'analyser les situations et de trouver des solutions de manière logique.

Observe bien ces hommes qui attirent toujours l'attention des femmes. Crois-tu que c'est uniquement dû à leur physique ou à leur allure ? Oui, cela joue un rôle, mais la véritable clé, c'est l'énergie qu'ils dégagent. Ils projettent confiance, détermination, passion pour la vie. C'est cette énergie que les femmes remarquent en premier lieu, car elles sont très sensibles à ce que tu dégages, qu'il s'agisse d'une énergie positive ou négative.

Maintenant, imagine cette situation. Tu es en boîte de nuit, une fille te regarde intensément. Tu as deux options :

a) Tu détournes le regard, tu baisses les épaules, cherchant à disparaître. Elle le remarque, et rien ne se passe. L'interaction est morte parce que tu as transmis une énergie d'insécurité, peu masculine.

b) À l'inverse, tu décides de soutenir son regard, tu gardes une posture droite, tu lui souris et tu t'approches pour lui parler. Ainsi, tu lui envoies une énergie de confiance et de masculinité.

Quand tu projettes cette énergie masculine, il se crée une sorte de magie. Avant même d'avoir prononcé un mot, elle ressentira ta présence et ton assurance. Elle ne pourra pas t'ignorer.

Bien sûr, à un moment donné, tu devras lui parler, mais l'essentiel ici est de comprendre que l'énergie masculine est la base de l'attraction. Plus tard, je t'expliquerai comment utiliser la communication verbale et non verbale dans d'autres chapitres, mais pour l'instant, concentre-toi sur l'énergie que tu dégages.

La confiance en soi et la sécurité intérieure sont des piliers de la séduction, et ils sont directement liés à l'énergie masculine. Lorsque tu sais qui tu es, que tu agis avec assurance et que tu poursuis tes propres objectifs, les femmes seront naturellement attirées vers toi. C'est comme si, sans même parler, tu leur montrais qu'elles peuvent se sentir à l'aise et protégées à tes côtés.

Il est important de souligner que la confiance ne vient pas de l'arrogance, mais d'une profonde connaissance de soi. Cette sécurité est le reflet d'une énergie masculine bien canalisée, et elle attire les femmes parce qu'elle montre que tu es prêt à mener la danse.

L'énergie masculine nourrit également la passion et l'authenticité. Les femmes sont attirées par les hommes passionnés, ceux qui vivent intensément et ont un but précis dans la vie. Cela rejoint le chapitre précédent sur le fait de mener une vie unique. L'authenticité, quant à elle, vient du fait de rester fidèle à toi-même. Les femmes apprécient cette qualité : tu es réel, différent, et cela crée un lien profond et sincère.

Maintenant que tu comprends mieux l'importance de l'énergie masculine, il est temps de l'intégrer dans ta vie si ce n'est pas déjà fait.

Pour conclure ce chapitre, je t'invite à réfléchir à

une série de questions qui t'aideront à intérioriser les principes de l'énergie masculine et à les appliquer à ton quotidien. Prends quelques minutes de ton temps, en silence, avec un stylo et du papier, et réfléchis sérieusement à ces points.

1. *Comment te sens-tu lorsque tu interagis avec quelqu'un qui dégage confiance et assurance ? Penses-tu que cette énergie pourrait avoir un impact sur ta capacité à attirer les autres, notamment dans le contexte de la séduction ?*

2. *Imagine quelqu'un qui est maître de lui-même et de la situation, qui marche avec détermination et assurance. Quelles qualités de son énergie te semblent attrayantes et comment pourrais-tu les incorporer dans ta propre présence ?*

3. *As-tu déjà vécu une conversation où tu te sentais complètement présent, connecté et magnétique ? Qu'est-ce qui, selon toi, a contribué à cette sensation et comment pourrais-tu la cultiver plus fréquemment ?*

4. *Réfléchis à tes interactions passées. Y a-t-il des moments où tu sens que ton énergie ou ta confiance a diminué tes chances de connexion ou d'attraction ? Que pourrais-tu faire différemment dans ces situations ?*

5. *Pense à un leader que tu admires. Quels traits de son énergie te semblent le rendre convaincant en tant que leader ? Comment pourrais-tu intégrer certains*

*de ces traits dans ton propre développe-
ment de l'énergie masculine ?*

6. *Comment réagis-tu face à des situations
   difficiles ou inconnues ? Penses-tu que ta
   réaction pourrait être influencée par ton
   niveau de confiance et d'énergie masculine ?*

7. *Imagine que tu te permettes d'exprimer
   tes désirs et besoins sans craindre la réaction des autres. Comment penses-tu
   que cela pourrait changer la dynamique
   de tes interactions et relations ?*

8. *Qu'est-ce qui t'empêche d'être plus authentique dans tes interactions ? Comment penses-tu que l'authenticité est liée
   à l'énergie masculine et à son attrait
   dans le contexte de la séduction ?*

9. *Pense à des moments où tu t'es senti incertain ou nerveux dans des situations
   sociales. Quelles stratégies pourrais-tu
   adopter pour apaiser ces sentiments et
   projeter une énergie plus confiante et
   magnétique ?*

10. *Visualise la version la plus sûre
    et attrayante de toi-même. Com-
    ment marches-tu ? Comment parles-
    tu ? Comment te comportes-tu dans des
    situations difficiles ? Quels petits pas*

SOYEZ UN AIGLE DE LA COMMUNICATION NON VERBALE

CHAPITRE IX

Bienvenue dans ce nouveau chapitre, cher futur séducteur. Aujourd'hui, nous allons aborder un sujet crucial : l'importance de la communication non verbale dans la séduction des femmes. Comme tu l'as probablement remarqué, beaucoup de choses ne sont pas dites avec des mots. Parfois, des idées ou des pensées sont transmises de manière gestuelle : une expression du visage, un mouvement du corps, ou encore une personne qui s'éloigne légèrement parce qu'elle se sent mal à l'aise ou que son espace personnel est envahi.

Dans le monde de la séduction, cette communication subtile est encore plus déterminante. Souvent, une femme ne te dira pas explicitement avec des mots qu'elle est attirée par toi, mais elle te le communiquera par des gestes et des signaux corporels. De la même manière, elle pourra aussi te faire comprendre qu'elle n'est pas intéressée. Il est donc essentiel de savoir lire ces signaux, qu'ils soient positifs ou négatifs, afin de savoir quand avancer et quand se retirer poliment.

Je te préviens… Au début, il te sera difficile d'interpréter ces signaux, cela demandera de la pratique et de l'attention. Mais avec le temps, tu finiras par les reconnaître naturellement, presque comme un réflexe. C'est comme apprendre à conduire : au début, cela demande beaucoup de concentration, mais avec l'expérience, cela devient automatique.

Ce chapitre sera un peu théorique, ce que je n'aime pas particulièrement, mais je ne vois pas de meilleure façon d'expliquer le fonctionnement de la communication non verbale. Mon objectif est que tout soit clair pour toi, et que tu sois capable d'appliquer ce savoir de manière pratique.

Ci-dessous, je vais détailler les principaux gestes qu'une femme peut faire lorsqu'elle est attirée par toi. Prépare-toi pour un peu de théorie !

- **Contact visuel soutenu** : Quand une femme est intéressée, son regard devient l'une de ses armes les plus puissantes. Elle maintiendra un contact visuel prolongé avec toi et cherchera souvent tes yeux pendant la conversation. Ce geste révèle un désir de connexion et une ouverture à l'intimité.

- **Le sourire coquin** : Le sourire est un indicateur clé d'intérêt. Si son sourire est authentique, surtout lorsqu'elle te regarde, c'est qu'elle se sent à l'aise et attirée par toi.

- **Proximité physique** : Lorsqu'une femme se rapproche davantage que nécessaire pendant une conversation, cela peut indiquer un intérêt. Fais attention à ses gestes : se penche-t-elle vers toi ? Te touche-t-elle légèrement le bras ? Réduit-elle la distance entre vous pour créer une certaine intimité ?

- **Jeu avec les cheveux** : Les femmes jouent souvent avec leurs cheveux lorsqu'elles sont intéressées. Elles peuvent les enrouler autour de leurs doigts, passer leurs mains dedans ou jouer avec leurs bijoux. Ce geste est un signe de nervosité et de flirt.

- **Imitation subtile** : Si elle commence à reproduire tes gestes, comme croiser les jambes quand tu le fais ou boire en même temps que toi, c'est un signe de synchronisation. Cela indique qu'elle est en harmonie avec toi à un niveau inconscient.

- **Toucher son visage ou ses lèvres** : Si elle touche doucement son visage ou ses lèvres pendant que vous parlez, cela peut être un signe qu'elle pense à l'attirance qu'elle ressent pour toi, ou à l'idée de t'embrasser.

- **Jeu de jambes** : Si elle croise et décroise souvent les jambes tout en te regardant, c'est peut-être une manière subtile d'attirer ton attention sur ses jambes et de montrer son intérêt.

Maintenant que tu connais ces signaux, fais attention de ne pas t'emballer dès que tu en repères un. Reste calme. En général, il est bon d'attendre d'en observer plusieurs, environ trois ou quatre, avant de te lancer. Si tu vois qu'elle montre ces gestes et que la conversation progresse bien, cela signifie probablement que tu es sur la bonne voie. Mon conseil : sois patient et assure-toi que l'atmosphère est détendue avant de tenter quoi que ce soit. Sinon, tu peux toujours essayer ta chance et voir ce qui se passe, mais il y a un risque d'agir trop vite ou de paraître trop insistant. Comme on dit, qui ne tente rien n'a rien !

Pour te donner un tableau complet, voici maintenant les gestes qui indiquent qu'une femme n'est pas intéressée et qu'il est temps de passer à autre chose. Parce que, oui, mon ami... On ne gagne pas toujours.

Guide des gestes indiquant qu'une femme n'est pas intéressée par vous

- **Contact visuel faible ou évitement** : Un des signes les plus clairs de désintérêt est le manque de contact visuel ou même d'évitement. Si elle regarde constamment autour d'elle ou vers le bas pendant que vous parlez, il est probable qu'elle ne soit pas intéressée par une interaction romantique ou de flirt.

- **Posture fermée** : Quand une femme croise les bras sur sa poitrine ou adopte une posture recroquevillée, cela peut indiquer qu'elle se sent mal à l'aise ou fermée à l'interaction. Cela suggère un manque de volonté de connexion.

- **Réponses brèves ou monosyllabiques** : Si ses réponses sont courtes et manquent de détails, c'est un signe qu'elle n'est pas intéressée à avoir une conversation significative avec vous. Cela peut être une façon d'exprimer le désintérêt. Notez que parfois, elle peut aussi vous mettre à l'épreuve de cette manière pour voir comment vous réagissez.

- **Manque d'initiative dans la conversation** : Si c'est vous qui portez tout le poids de la conversation et qu'elle ne contribue pas avec des sujets de discussion ou des questions, il est probable qu'elle ne soit pas engagée dans l'interaction. Elle montre ainsi un manque d'intérêt pour votre personne.

- **Distance physique** : Si elle maintient une distance significative entre vous, évite le contact physique et recule lorsque vous vous approchez, c'est un signe qu'elle n'est pas à l'aise avec la proximité physique. Cela indique indirectement qu'elle évite le contact physique car dans la plupart des cas, elle n'est pas attirée par vous ou ne se sent pas suffisamment à l'aise avec vous.

- **Pas de réaction aux touches ou compliments** : Si vous essayez de lui toucher doucement le bras ou de lui faire un compliment et qu'elle ne semble pas réagir de manière positive, cela peut indiquer un manque d'intérêt ou même un malaise en votre présence.

- **Manque d'initiative pour poursuivre l'interaction** : Si elle ne montre pas d'intérêt à poursuivre l'interaction après une conversation initiale, comme ne pas demander votre numéro ou ne pas accepter une invitation pour des rencontres futures, c'est un signe qu'elle n'est pas intéressée à approfondir la relation. Dans ces cas, elle essaie probablement d'être polie avec vous, mais elle n'est pas intéressée par vous en tant que personne, elle est simplement aimable avec vous.

- **Éviter les sujets personnels** : Si elle évite de

discuter de sujets personnels ou émotionnels et reste dans des conversations superficielles, cela peut suggérer qu'elle n'est pas intéressée à approfondir la connexion. Ou alors, vous pourriez simplement avoir besoin de gagner sa confiance pour qu'elle aborde des sujets plus personnels.

Félicitations ! Maintenant, tu sais quels sont les signaux non verbaux, à la fois positifs et négatifs, indiquant si une femme est intéressée par toi ou non. Mais... et toi ? En tant qu'homme, tu dois savoir que tu communiques aussi à travers tes gestes, ta confiance ou ton manque de confiance. Comme tu l'as appris dans ce livre, ce que tu veux communiquer avec ton langage corporel, c'est la confiance. Alors, je vais te donner les clés pour savoir comment tu peux communiquer la sécurité avec ton langage corporel. Ces éléments sont essentiels pour te permettre de maîtriser ta présence et de dégager l'énergie que tu souhaites projeter. Ton corps parle souvent plus fort que tes mots, et il est donc crucial que tu maîtrises cet aspect de la communication non verbale pour renforcer ton charisme et ton attrait.

Guide de l'expression corporelle masculine : comment transmettre sécurité ou insécurité

Transmettant de la sécurité

- **Posture Droite** : Maintenir une posture droite avec le dos droit et les épaules en arrière, transmet confiance et estime de soi. Montre toujours ta meilleure allure. N'oublie pas que la première impression se fait toujours par les yeux.

- **Contact Visuel Ferme** : Établir un contact visuel direct et soutenu montre que tu es prêt à affronter la situation avec détermination et sincérité. N'oublie pas, pour ma grand-mère, la séduction passe par les regards. (Elle n'a pas tort du tout).

- **Mouvements Contrôlés** : Des gestes, des mouvements contrôlés et délibérés indiquent que tu as le contrôle sur toi-même et sur tes émotions. Gesticuler de manière gracieuse pendant que tu parles pourrait être un exemple. Car en gesticulant, tu attires son attention de manière indirecte, tout en communiquant différemment du reste. Cela la fera plus se concentrer sur toi.

- **Expression Faciale Détendue** : Une expression faciale calme et sereine suggère que tu as le contrôle de tes émotions et que tu te sens à l'aise avec toi-même. Cela signifie d'utiliser ton expression faciale naturelle, sans faire de grimaces ou de gestes qui indiquent que tu n'as pas la situation sous contrôle, ou qui te montrent incertain. (Attention, tu pourras toujours faire des grimaces quand il s'agit de plaisanter).

- **Voix Ferme et Claire** : Parler avec une voix ferme, claire et assurée est un puissant indicateur de confiance en soi. Fais sentir que tu es présent ! Sans faire de scandale.

-   **Posture voûtée** : Une posture voûtée, avec les épaules tombantes et la tête baissée, reflète l'insécurité et le manque de confiance. Cela vous fera passer inaperçu et très probablement les femmes ne vous remarqueront pas.

-   **Éviter le contact visuel** : Éviter le contact visuel, ou regarder constamment vers le bas, peut indiquer un malaise ou une insécurité dans la situation. De plus, cela indique que vous n'avez pas assez confiance en vous pour regarder dans les yeux une autre personne. (Cela ne signifie pas que vous devez la regarder constamment et fixement dans les yeux tout le temps, cela sera sans aucun doute assez gênant, mais vous devrez alterner, regarder dans les yeux, ses lèvres, ou de temps en temps autour de vous, mais regardez-la toujours dans les yeux quand elle dit quelque chose d'intéressant ou que vous voulez communiquer quelque chose).

-   **Mouvements nerveux** : Se toucher les cheveux à plusieurs reprises, tambouriner avec les doigts, ou bouger nerveusement peuvent révéler de l'anxiété ou de l'insécurité. (Je ne veux pas non plus dire que vous ne devriez pas le faire, personnellement, j'aime parfois tambouriner avec les doigts et il n'y a rien de mal à cela, mais le faire constamment et accompagné d'autres gestes similaires peut démontrer de l'insécurité).

- **Expression faciale tendue** : Une expression faciale tendue, avec un froncement de sourcils ou des grimaces d'anxiété, suggère un manque de confiance dans la situation. Comme nous l'avons déjà dit, la clé est d'être naturel, gardez la même expression faciale que vous auriez avec votre meilleur ami. Quand vous apprendrez avec la pratique, vous pourrez utiliser une expression faciale plus séduisante.

- **Voix tremblante ou hésitante** : Parler d'une voix tremblante ou hésitante indique de l'insécurité et un manque de confiance en soi. Tout comme parler avec une voix très basse. Avec cela, vous sous-communiquez que vous ne voulez pas que quelqu'un entende ce que vous dites ou faites.

Pour conclure ce chapitre, passons à une autre de mes petites histoires personnelles, tu sais que j'adore en raconter et heureusement j'en ai beaucoup à partager.

Il y a quelques jours, je suis sorti dans ma ville natale. (Tu dois te demander : "Mais il n'était pas en Suisse ?" Si, j'étais en Suisse, mais là, je suis en train de réécrire ce chapitre et oui, je suis revenu à Valence il y a quelques jours, avec l'intention de rester au moins un moment. Je verrai si je retourne en Suisse ou si je deviens millionnaire en écrivant ce livre. Je croise les doigts.)

Je continue à me perdre dans mes pensées, j'étais avec des amis comme d'habitude, en train de boire quelque chose pour changer. (J'adore la bière, le rhum-cola et un bon Old Fashioned). Je ne peux pas m'en empêcher, il n'est pas nécessaire de boire pour draguer, mais j'aime bien boire quand je sors, alors j'étais un peu éméché. De mon point de vue, il n'y a rien de mal à boire pour draguer, tant que tu ne te transformes pas en déchet. Cependant, je tiens à souligner que ce n'est pas nécessaire. Personnellement, j'apprécie de boire avec modération, donc je reste moi-même.

Un moment passe et nous en avons marre du bar où nous étions avec mes amis, donc nous décidons d'aller dans une petite discothèque du centre. Nous entrons, tout est normal, et nous formons le cercle habituel d'amis. Je commence à lever la tête, comme d'habitude, à la recherche de regards complices et en même temps, j'observe ce qui m'entoure tout en discutant et en dansant avec mes amis.

En observant l'environnement, je remarque qu'il y avait une fille blonde, à la peau claire et aux yeux bleus, assez jolie et grande. Elle dansait avec un autre homme, mais j'avais l'impression qu'elle me regardait, alors je décide de lui faire un clin d'œil tout en lui souriant malicieusement. (De cette façon, je confirmerais si elle me regardait ou non). En effet, elle me voit, rigole et s'éloigne un peu de l'autre homme, comme si elle attendait que je vienne lui parler ou danser avec elle.

La vérité est que je m'amusais avec mes amis, la nuit venait de commencer, et je n'avais pas envie de parler avec elle à ce moment-là, alors j'ai décidé de laisser passer l'occasion pour l'instant. Mais environ une heure plus tard, après que cela se soit passé, mes amis m'ont dit qu'ils allaient partir. Comme je n'avais pas envie de rentrer chez moi tout de suite, j'ai décidé de rester seul en boîte de nuit, avec l'idée que je ne rentrerais peut-être pas seul à la maison si je jouais bien mes cartes. Je dis au revoir à mes amis, je lève à nouveau les yeux, j'observe autour de moi et je vois la fille avec qui j'échangeais des regards. Elle continuait à danser avec l'autre homme, mais j'étais sûr qu'il ne l'avait pas encore embrassée. Je remarque qu'elle s'éloigne un peu et va au bar pour commander quelque chose. C'était mon moment d'agir !

Je prends mon courage à deux mains et je me dirige vers le bar. Je me place à côté d'elle, je la salue et lui adresse un sourire, puis je lui dis que j'ai remarqué qu'elle me regardait. Elle confirme et rit timidement, alors je lui suggère de changer de partenaire de danse. Elle rit à nouveau et me dit qu'elle ne va pas partir avec un PlayBoy comme moi pour s'amuser. Je ris encore plus et je lui dis qu'elle pense que je suis un PlayBoy, elle me dit :

"la façon dont tu me regardes et les mots que tu as utilisés quand tu m'as parlé". De plus, elle ajoute que l'autre gars la traitait très bien et qu'elle se sentait mal de le laisser pour moi.

Pourtant, elle continuait à me regarder avec désir, je pouvais le sentir, en plus elle ne cessait de me sourire et de rester à une distance assez proche de moi, je sentais qu'elle était attirée. Car si elle ne m'avait pas aimé, elle n'aurait pas pris autant de temps pour moi non plus.

Je réfléchis pendant quelques secondes et je lui dis : "regarde la différence entre cet homme et moi, c'est que moi au moins, je vais droit au but et je te dis ce que je pense et ce que je veux. De plus, je peux te garantir qu'à la fin de la nuit, cet autre homme voudra la même chose que ce que je veux maintenant".

Elle était surprise, mais en même temps, elle avait aimé ma réponse. Elle me dit : "Je vais aussi parler à l'autre homme, ainsi je déciderai de ce que je veux, attends-moi ici". J'accepte l'accord et je pars commander une bière.

La fille revient vers moi, il était clair qu'elle m'aimait, elle ne cessait de me sourire, de me regarder dans les yeux et de rester toujours près de moi, soudain elle avoue qu'elle était plus attirée par moi que par l'autre gars, juste à cause de la façon simple dont j'avais abordé la situation, mais en même temps, elle avoue qu'elle se sentait mal pour l'autre gars.

Nous continuons cette conversation sans fin pendant un moment, jusqu'à ce que je m'en lasse et que je l'embrasse, car je savais qu'elle aimait ça. Elle me rend le baiser et m'en donne un autre, puis elle arrête de me parler de l'autre homme et nous commençons à parler de nous. (À ce stade, j'ai dû me lancer pour montrer mes intentions et mettre fin au jeu).

Pendant tout ce temps, l'autre type nous regardait, mais il n'avait pas eu la chance de lire les conseils de Giovanni Amato, comme tu le fais maintenant. Que pouvait-il faire, le pauvre ? Ça m'a fait de la peine. Mais j'aurais été encore plus triste de rentrer seul chez moi. Alors j'ai continué à jouer.

J'ai passé une heure de plus à danser et à m'embrasser avec elle, je lui propose de partir quelque part ensemble, elle me dit que je pourrais venir dans sa caravane avec elle, mais que nous devons attendre son amie. Quel cauchemar ! J'ai eu du mal à convaincre son amie de partir, elle était un peu ivre et ne voulait pas partir seule, par jalousie envers son amie, je suppose. C'est une autre histoire, mais bon, j'ai finalement réussi.

En fin, je me suis retrouvé dans la caravane avec les deux filles, malheureusement il n'y a pas eu de trio, si c'est ce que tu penses, mais plutôt un duo. De plus, j'ai passé ce week-end avec elles, dans leur caravane en voyageant un peu le long de la côte valencienne et en dormant sur la plage. Un plan de fou, que je n'aurais pas eu si je n'étais pas allé parler à cette fille en boîte de nuit.

Je dois avouer que la fille m'a beaucoup plu et j'aurais aimé me joindre à leur voyage, d'ailleurs, elles m'ont invité à voyager avec elles, mais actuellement, je suis à sec financièrement et je ne peux pas me le permettre. Au cas où tu serais curieux, elles m'ont dit qu'elles repasseraient par Valence pour me voir, mais personnellement, même si ça peut arriver, je n'aime pas m'illusionner avec ce genre de choses. (Pour ma santé mentale surtout). Si ça se produit, c'est génial, et si ce n'est pas le cas, tant pis. (Mise à jour, ça s'est produit, mais à ce moment-là, j'étais en rendez-vous avec une autre fille et je n'ai pas eu le temps de la voir). Dommage.

Mais bon, l'expérience était géniale et maintenant je la partage avec toi en espérant que cela te serve d'apprentissage.

Je pense qu'avec toute cette théorie, il t'est clair comment les femmes communiquent leur attirance sans dire un mot et comment les hommes transmettent la confiance de manière corporelle. Il est très important que tout cela soit bien clair pour toi avant de passer au chapitre suivant, où tu apprendras comment entamer une conversation réussie avec une femme.

Il est très important que la prochaine fois que tu sortiras, tu fasses très attention à ces petits détails.

C'est pourquoi je te propose une série d'exercices simples à faire la prochaine fois que tu sortiras, qui t'aideront à identifier ces gestes de manière plus facile et à les intérioriser, afin que tu puisses les reconnaître de manière automatique.

Exercice

1. **Observation en environnement social** : Va dans un environnement social où il y a une interaction entre hommes et femmes, comme un bar, une discothèque ou un café. Pendant que tu prends quelque chose, observe comment les hommes et les femmes interagissent. Accorde une attention particulière à la communication non verbale que j'ai mentionnée précédemment. Essaie d'identifier la communication non verbale positive et négative. Analyse si l'homme transmet de la sécurité ou de l'insécurité avec son attitude corporelle, et réfléchis-y. Si nécessaire, prends des notes dans un carnet. Mets-toi dans la peau d'un professeur de séduction qui veut enseigner à son élève.

2. **Analyse de films** :Je te propose une série de films dans lesquels la communication non verbale axée sur la séduction est très claire. Ces exemples te permettront de réfléchir depuis chez toi, comme dans l'exercice précédent. Voici les films :

- **Hitch** : Expert en séduction (Hitch) : Ce film présente un "docteur des rendez-vous" qui utilise des stratégies de communication non verbale pour aider d'autres hommes à conquérir leurs intérêts romantiques. Il offre des exemples amusants et pratiques sur l'utilisation du langage corporel en situation de séduction.

- **Crazy, Stupid, Love** : Ce film montre comment un personnage expert en séduction partage ses connaissances et techniques avec un autre. Il propose des exemples clairs sur l'importance du langage corporel, du style et de la confiance en soi.

- **Two and a Half Men** : Bien que moins axée sur la séduction, cette série montre des scènes de communication non verbale, à la fois positives et négatives, entre ses deux protagonistes. En plus, tu passeras un bon moment.

3. **Réflexion personnelle** : Pense aux interactions passées que tu as eues avec des femmes. Souviens-toi de leur communication non verbale : était-elle positive ou négative ? De ton côté, as-tu montré de la sécurité ou de l'insécurité à travers ton attitude corporelle ? Essaie d'identifier les principes de communication évoqués dans ce livre et écris-les si nécessaire. Cet exercice a pour but de t'aider à améliorer ta propre communication non verbale et à mieux interpréter celle des femmes.

L'ART D'AMORCER UNE CONVERSATION

CHAPITRE X

Maintenant que tu as compris et intégré l'art de la communication non verbale, passons à l'étape suivante, docteur Love. Dans ce chapitre, tu apprendras comment initier une conversation avec n'importe quelle femme que tu te proposes de séduire et réussir, ou du moins essayer et ne pas mourir dans l'essai.

Je suppose que tu as encore peur et que tu te sens toujours incertain d'approcher cette femme qui te plaît, ne t'inquiète pas, nous allons résoudre cela ensemble.

Si cela peut te consoler, je te rappelle que moi aussi j'étais incapable d'aborder une femme. J'étais un lâche, je ne voulais pas l'admettre, et je ne croyais pas en moi, c'était le principal problème. Allons droit au but.

Une des erreurs les plus courantes commises par les hommes lorsqu'ils veulent interagir avec une femme est qu'ils les idolâtrent. Ils les placent sur un piédestal et pensent qu'elles sont des déesses de l'Olympe, descendues du ciel même. Inaccessibles aux yeux d'un mortel, donc l'homme assume son rôle de simple mortel et s'éloigne de l'interaction, l'évitant à tout prix, à cause de l'idée qu'il s'est mise dans la tête. Comme tu peux t'imaginer, ce ne sont que des conneries d'un homme peu sûr de lui, qui ne sait toujours pas ce qu'il veut et n'est même pas conscient de sa valeur. De plus, il n'a aucune putain d'idée de ce que sont les femmes.

Mon intention est que tu perdes cette peur irrationnelle que tu as dans ta tête pour entamer une conversation avec une femme. Car, même si tu ne me crois pas encore, c'est beaucoup plus facile que ça en a l'air.

Je vais te dire un petit secret ; les femmes meurent d'envie de recevoir l'attention d'un homme, elles adorent ça, comme un junkie adore la cocaïne. Ça les motive, ça les fait se sentir mieux et désirées. Je te dis aussi que personnellement, en tant que séducteur, j'adore aussi recevoir l'attention d'une femme, ça me monte à la tête et me fait me sentir désiré. Qui n'aimerait pas ça ? Mais je pense aussi que beaucoup d'hommes ne sont pas conscients de ce que je te raconte.

Sachant que les femmes adorent recevoir de l'attention, nous partons d'un avantage clair : elles désirent de l'attention et tu désires parler à cette fille qui te plaît. Parfait, mais évidemment ce n'est pas si facile, car elles ne veulent pas non plus l'attention de n'importe quel homme. Elles, de manière généralisée, veulent l'attention d'un homme de grande valeur, d'un loup ; elles ne veulent pas être avec un agneau. C'est pourquoi l'importance des chapitres précédents, qui t'auront aidé à gagner plus de confiance en toi-même, ou du moins t'auront ouvert les yeux sur ce que tu dois faire pour la gagner.

En suivant cette explication, est-ce que tout commence à prendre plus de sens pour toi ? La femme recherche l'attention d'un homme avec de l'énergie masculine, sûr de lui et avec une bonne vibe. Très bien ! Tu es un homme qui lit ce livre pour apporter un changement dans sa vie, tu découvres un savoir que tu n'avais pas jusqu'à présent, tu travailles à être une meilleure version de toi-même, plus sûr de toi, et donc si tu y arrives, tu seras plus désirable aux yeux d'une femme. Alors, qu'est-ce qui t'empêche d'aller lui parler à cette femme ? Elle est désireuse que tu lui parles, veut ton attention, veut se sentir désirée, veut que tu lui fasses monter son ego. Alors commence à jouer !

Fantastique, tu t'en es rendu compte et maintenant tu as eu les couilles d'aller lui parler. Elle t'a souri, mais tu restes sans voix parce que tu ne sais pas quoi dire, tu manques de pratique. Ce n'est pas grave. Laisse-toi aller, demande-lui ses goûts, ses hobbies, montre de l'intérêt pour la connaître. Au début, il est normal de forcer un peu la conversation, l'important est qu'elle te réponde et te pose des questions en retour. Ici, l'important est de briser la glace. N'oublie pas de prêter attention à la communication non verbale dont je te parlais plus tôt.

Félicitations ! Tu as franchi la première étape. Tu es assis au bar en train de parler à cette belle femme, mais tu te sens contraint et tu ne sais pas encore à quoi t'attendre de la conversation. C'est parce que tu n'as pas de plan d'action défini.

Maintenant, je te raconte un autre secret : pour séduire une femme en une soirée ou pendant la journée, il n'est pas nécessaire de passer des heures à parler pour attirer son attention. Juste en laissant la conversation couler, en la faisant rire, suffit pour passer à l'étape suivante. Montre-lui tes intentions. Demande-lui son numéro si tu la croises dans la rue, ou proposez de vous asseoir pour prendre un café, sous prétexte de mieux vous connaître. Utilise l'exemple classique de quelque chose chez elle qui a attiré ton attention et dis-lui que tu aimerais la connaître pour cette raison. Que ce soit à ce moment-là ou plus tard. Comme ce n'est pas un livre de phrases toutes faites et de copier-coller, je préfère que ce soit toi qui fasses preuve d'ingéniosité quand l'occasion se présente. Avec la pratique, tu trouveras de meilleures phrases, bien sûr après avoir merdé quelques fois. N'attends pas le succès dès tes premières tentatives.

Si vous êtes dans un bar ou dans une discothèque, proposez-lui de danser ou demande-lui un baiser directement. Le pire qui puisse arriver, c'est qu'elle te dise non. Tu te retires alors poliment avec un sourire. Tu as de la chance, car tu n'es pas un chevalier du Moyen Âge qui doit préserver son honneur intact, et tu peux te permettre d'être rejeté.

Sachant cela, je vais te raconter une autre histoire personnelle pour te motiver. J'aime raconter des histoires, les écouter et parce que c'est mon livre, j'ai envie de te la raconter. Et aussi parce que si tu veux être un bon séducteur, tu devras aussi parfois raconter de bonnes histoires.

Il y a quelques mois, j'étais dans un bar la nuit à Lausanne, en Suisse. J'avais fini de travailler comme barman et j'avais envie de prendre un verre pour me détendre du travail. J'arrive au bar, je prends quelques bières avec un ami. Nous parlions de la vie et de la façon de progresser dans celle-ci et de quitter ce travail qui ne nous plaisait pas, mais qui pour l'instant me payait le loyer.

Alors que la conversation coulait avec mon ami, j'ai levé la tête et j'ai vu une femme qui me regardait. C'était une femme asiatique, assez attirante, à la peau blanche, aux cheveux noirs, aux yeux sombres et un peu grande pour une femme. Elle a sans aucun doute attiré mon attention et celle de quelques autres aussi.

Je lui ai fait un léger sourire et elle me l'a rendu. J'ai donc décidé de me lever et d'aller lui parler. Je me suis approché et je lui ai dit un simple "Bonjour", mais en anglais, puis je lui ai dit : "J'ai vu que nous nous regardions et je voulais savoir si c'était moi ou si tu me regardais vraiment." Elle a répondu : "C'est vrai, je te regardais." J'ai ri avec un sourire taquin et je lui ai répondu : "Qu'est-ce qui se passe, tu aimes me regarder de cette façon ?" Et elle a ri aussi, en répondant : "Eh bien, tu n'as pas l'air mal."

Ça semble assez facile, n'est-ce pas ? Ensuite, je l'ai invitée à danser et nous avons dansé un peu, sur une musique qui, à mon goût, n'était pas la meilleure (et je ne suis pas un bon danseur). Mais l'important était de bouger un peu, de m'approcher d'elle et de voir qu'elle n'était pas mal à l'aise en ma présence. En effet, elle me laissait m'approcher, elle me regardait dans les yeux et souriait tout le temps. Alors, sans trop réfléchir, je lui ai donné un baiser, qu'elle m'a rendu avec enthousiasme, tout en continuant à danser.

Je pensais que tout était fait, mais soudain, il s'est passé quelque chose d'étrange que je dois avouer ne m'était jamais arrivé. Je dois aussi admettre que cela ne m'a pas beaucoup affecté, car à ce moment-là, tout ce que je voulais, c'était coucher avec elle.

Reprenant l'histoire, cette fille m'a dit : "Giovanni, j'étais avec un garçon qui me plaît et je veux voir lequel de vous deux embrasse le mieux pour partir avec l'un ou l'autre." J'étais assez surpris et je lui ai répondu : "Eh bien, fais ce que tu as à faire, je ne vais pas t'attendre, mais tu me raconteras."

Effectivement, elle a embrassé cet autre mec, puis elle est revenue et je lui ai demandé : "Eh bien, lequel embrasse mieux alors ?" À quoi elle a répondu que c'était l'autre. Je me suis ri et je lui ai dit : "Eh bien, pars avec lui alors", et elle m'a dit : "Tu ne me plais pas plus que toi, je te vois plus sûr de toi et je veux partir avec toi ce soir". Nous avons donc pris une autre bière dans ce bar et ensuite nous sommes allés dans ma chambre, car je partage actuellement une maison. (Je ne lui ai pas clairement redonné un baiser jusqu'à ce qu'elle se soit lavé la bouche chez moi). Nous avons passé une bonne nuit et nous avons continué à nous voir pendant un certain temps sans aucun engagement, jusqu'à ce qu'elle parte dans son pays d'origine, la Mongolie.

Comme vous avez pu le remarquer si vous avez prêté attention à cette petite histoire personnelle, parfois il n'est pas nécessaire de dire de grandes choses ou d'avoir une entrée magnifique pour attirer l'attention de la femme qui vous plaît, parfois il suffit simplement d'agir et de montrer de la confiance en soi.

Je suis conscient que de nombreux gourous enseignent des ouvreurs de conversation, mais à mon avis personnel, ces ouvreurs ne fonctionnent généralement pas, car vous ne pourrez pas les dire et les transmettre de manière naturelle, car ils ne sont pas vos propres créations, mais seulement une copie de ce que quelqu'un a dit un jour et cela se remarquera.

C'est pourquoi, pour moi, il vaut mieux aller droit au but et dire simplement ce qui vous passe par la tête. Je suis sûr que vous ferez beaucoup d'erreurs et vous vous retrouverez dans des situations gênantes, mais vous devez passer par là, mon ami, car pour être un séducteur, vous aurez besoin de beaucoup de pratique et de nombreuses situations inconfortables.

Je vous laisse ensuite un guide que vous pouvez consulter autant de fois que nécessaire, dans lequel je détaille les étapes pour initier une conversation avec la fille qui vous plaît.

1. **Établissez un contact visuel**. Comme nous l'avons mentionné dans le chapitre précédent, il est très important de prêter attention aux signaux de communication non verbale. Si une fille vous regarde, il est probable qu'elle soit intéressée à vous connaître. Il sera donc généralement de votre responsabilité d'aller lui parler. Cela ne signifie pas qu'il faille toujours avoir un contact visuel pour engager une conversation avec une femme, car j'ai souvent engagé une conversation sans aucun contact préalable et j'ai fini par passer la nuit avec elle, mais il est vrai que cela facilite les choses s'il y a un contact visuel préalable.

2. **Cassez la glace**. Comme je l'ai dit précédemment, les femmes attendent l'attention d'un homme et veulent se sentir désirées pour renforcer leur ego, et parce que nous cherchons tous de la compagnie. Pensez-y chaque fois que vous voulez approcher une femme pour renforcer votre propre confiance et ne pas vous laisser guider par vos peurs. Rappelez-vous qu'il n'est pas nécessaire de dire la phrase la plus ingénieuse pour engager une conver-

sation avec cette fille qui a attiré votre attention. Dans la plupart des cas, il suffit de commencer la conversation d'une manière qui vous donne confiance en vous-même. Alors n'y pensez plus et allez lui parler, souvenez-vous qu'il vaut mieux essayer que de rester avec le regret de ce qui aurait pu se passer si...

3. **Soyez vous-même, restez naturel**. Ne prétendez pas être quelqu'un que vous n'êtes pas pour draguer, restez fidèle à vous-même, essayez d'être amusant, montrez de la sécurité et de la confiance en vous-même.

4. **Intéressez-vous à elle.** Évitez de parler tout le temps de vous, cela les ennuie. Au contraire, montrez de l'intérêt pour elle, demandez-lui sa vie, ses passe-temps, en bref, prenez la peine de la connaître. Cherchez à susciter son intérêt et à ce qu'elle pose également des questions sur vous. Si vous remarquez que la conversation coule, qu'il y a des sourires, qu'elle vous regarde et qu'il y a une bonne ambiance, c'est le moment de passer à l'étape suivante.

5. **Montrez vos intentions**. C'est là que beaucoup d'hommes échouent, moi y compris au début. Parfois, nous nous concentrons

tellement sur la conversation et sur l'impression que nous faisons que nous oublions quelles étaient nos intentions. Il faut donc toujours les garder à l'esprit et les montrer aussi rapidement que vous sentez une connexion, car si vous ne le faites pas, en général, elle perdra de l'intérêt car vous sous-communiquez que vous n'êtes pas sûr de vous, car vous ne dites pas clairement quelles sont vos intentions. Si vous êtes attiré par elle et que vous voulez passer un bon moment, lui donner un baiser ou aller plus loin, vous devez lui dire et lui montrer ce que vous ressentez. Ne le dites pas dès le départ, mais soyez attentif à la conversation et quand vous sentez que vous ne pouvez plus supporter ce que vous ressentez, ne réfléchissez pas et dites-le simplement.

Maintenant que vous savez quelle est la marche à suivre pour engager une conversation réussie, concentrons-nous sur la manière de maintenir la conversation pour que la fille ne s'ennuie pas et que vous puissiez atteindre votre objectif.

<h2 style="text-align:center"><u>Stratégies simples pour maintenir la conversation</u></h2>

1. **Posez des Questions Ouvertes** : Au lieu de poser des questions fermées qui ne nécessitent que des réponses par oui ou par non, posez des questions ouvertes qui encouragent des réponses plus détaillées et une conversation plus approfondie. Par exemple, au lieu de demander "Aimes-tu voyager ?", vous pouvez demander "Quelle a été ta destination de voyage préférée et pourquoi ?".

2. **Écoutez Activement** : Prêtez attention à ce que l'autre personne dit. Ne l'interrompez pas et n'anticipez pas vos propres réponses pendant que vous écoutez. Posez des questions de suivi basées sur ce que vous avez entendu pour montrer que vous êtes intéressé.

3. **Partagez des Histoires Personnelles** : Partager des anecdotes personnelles liées au sujet de la conversation peut rendre la conversation plus intime et significative. Les histoires personnelles permettent à l'autre personne de mieux vous connaître. Racontez des anecdotes sur ce voyage que vous avez tant aimé,

ou sur quelque chose de drôle qui vous est arrivé avec vos amis récemment.

4. **Variez les Sujets** : Évitez de rester bloqué sur un seul sujet pendant trop longtemps. Changez de sujet naturellement lorsque vous sentez que la conversation s'essouffle. Cela maintient la conversation fraîche et excitante. Vous pouvez toujours revenir aux sujets précédents, car il y a toujours quelque chose à dire.

5. **Utilisez l'Humour** : L'humour est un excellent moyen d'alléger l'atmosphère et de rendre la conversation plus attrayante. Ne forcez pas à faire des blagues, mais si une occasion se présente pour un commentaire amusant, n'hésitez pas à la saisir. Les femmes adorent les hommes drôles, n'oubliez pas cela.

6. **Parlez avec Passion** : Si vous parlez de quelque chose qui vous passionne vraiment, votre enthousiasme sera contagieux. Partagez vos intérêts et passions, et l'autre personne sera probablement attirée par votre enthousiasme. Parlez de votre dernier voyage, du projet sur lequel vous travaillez, d'une situation amusante qui vous est arrivée, ou de tout ce qui vous passionne.

7. **Montrez de l'Intérêt** : Posez des questions sur les intérêts, les hobbies et les objectifs de l'autre personne, et montrez un réel intérêt à la connaître mieux. Les gens apprécient les conversations lorsque l'autre personne semble se soucier d'eux.

8. **Utilisez un Langage Corporel Approprié** : Le langage corporel joue un rôle important dans la communication. Maintenez le contact visuel, souriez et utilisez des gestes qui renforcent ce que vous dites.

9. **Soyez à l'Écoute des Signaux de l'Autre Personne** : Prêtez attention aux signaux non verbaux de l'autre personne. Si elle semble ennuyée ou mal à l'aise, envisagez de changer de sujet ou d'ajuster votre approche dans la conversation. Ou si elle n'aime pas l'endroit où vous êtes, essayez d'aller ailleurs.

10. **Soyez Authentique** : Le plus important est d'être vous-même. L'authenticité est attirante, et les gens apprécient les conversations authentiques. Ne cherchez pas à être quelqu'un que vous n'êtes pas pour impressionner quelqu'un. Ils finiront par s'en rendre

compte et vous serez dans une position pire.

Rappelez-vous que cela n'est que de la théorie et cela ne servira à rien si vous ne le mettez pas en pratique dans les jours suivant la lecture de ce chapitre. Je vais donc vous proposer une série d'exercices pour mettre en pratique ce que vous avez appris et ainsi devenir rapidement le prochain Leonardo DiCaprio.

Exercice

1. **Participe à un échange linguistique** : C'est une idée simple, vous pouvez aller où vous voulez pour pratiquer, mais je pense que c'est une bonne option. En général, les femmes qui assistent à ce type d'événements sont ouvertes à la conversation et vous pouvez ainsi mettre en pratique ce que vous avez appris, en plus d'apprendre une nouvelle langue. Recherchez sur Internet un bar dans votre ville qui organise ce type d'événements, ils sont généralement appelés "language exchange".

2. **Rencontrez un ami de confiance** : Si vous n'osez pas le faire seul. Proposez à un ami qui veut aussi apprendre à converser et à séduire, d'aller dans un bar ou dans un centre commercial pour entamer des conversations avec des inconnues. De cette manière, vous ne vous sentirez pas seul et vous aurez un soutien moral en cas de conversation qui ne se déroule pas comme prévu. Si vous n'avez aucun ami intéressé, osez le faire seul.

3. **Rejoignez un groupe lié à votre passe-temps** préféré : De cette manière, vous

pratiquerez une activité qui vous passionne, en plus de savoir que l'autre personne partage vos mêmes centres d'intérêt, ce qui facilitera le démarrage d'une conversation sur un sujet commun. Si vous n'avez pas de passe-temps spécifique, réfléchissez à ce que vous aimez et recherchez quelque chose en rapport avec cela.

ES-TU BLOQUÉ, MON AMI ? COMMENT SURMONTER LE BLOCAGE MENTAL

Le redouté blocage mental, sans aucun doute l'un des plus grands obstacles pour le séducteur, et encore plus pour ceux qui aspirent à le devenir. De mon humble avis, c'est quelque chose qui sera toujours présent en nous. Impossible à éliminer complètement, mais possible à surmonter.

Je dois avouer qu'encore aujourd'hui, de temps en temps, je ressens ce blocage gênant lorsque j'essaie d'entamer une interaction à partir de zéro. Heureusement, je connais les principes pour me débloquer et continuer l'interaction, donc dans ce chapitre, je partagerai ces principes avec toi.

Mais d'abord, à quoi est dû ce blocage mental récurrent chez tous les hommes et les séducteurs ? En principe, il est dû à un mécanisme de défense de l'être humain pour éviter les situations embarrassantes ou inconfortables, car, comme tu le sais, nous avons tendance à rechercher le confort et la routine. Cependant, ce mécanisme de défense ne nous aide pas du tout quand il s'agit de séduire une femme ; nous devons apprendre à le contrôler pour avoir des relations réussies. Nous devons nous en débarrasser. Sinon, tu seras toujours un homme peu sûr de lui, incapable de s'approcher et de parler à une fille, et tu passeras ta vie frustrée, te demandant pourquoi tu es toujours seul.

Tout d'abord, examinons les principales craintes qui traversent notre esprit et nous sabordent dans cette première interaction, nous laissant paralysés et sans action.

Il existe quatre blocages principaux qui affectent l'esprit de l'homme, que je vais énumérer. Je serai bref ici car dans mon livre précédent, "Mentalité Séduisante: Attirez, Séduisez, Conquérez.", je vais plus en détail sur ce sujet et l'explique de manière très claire. Si tu ne l'as pas encore lu et que tu sens que tu as besoin d'approfondir ce sujet, ou simplement si tu veux me soutenir et m'aider à me consacrer pleinement à cela, je te suggère de l'acheter. Allons-y.

<u>Les Quatre Grands Ennemis du Séducteur</u>

1. **Blocage par peur du qu'en-dira-t-on** : Parfois, nous sommes terrifiés par ce que les autres pourraient penser de nous. Tu dois être clair que c'est simplement un mécanisme de défense d'un agneau peu sûr de lui. Si nous l'examinons de manière objective, il ne s'agit que de bêtises, car cela nous empêche de faire ce que nous voulons vraiment, par peur d'une menace imaginaire. Je peux te garantir, et je parie même ma main au feu, que dans la plupart des cas, même si tu es rejeté, les autres t'admireront pour avoir eu le courage de faire un pas en avant, car beaucoup d'hommes n'osent même pas tenter leur chance. Alors, en résumé... oublie les autres et concentre-toi sur toi-même, non seulement pour la séduction, mais aussi pour atteindre n'importe quel objectif que tu te fixes. Les situations inconfortables ont tendance à nous rendre plus forts. Profites-en !

2. **La peur du rejet** : Beaucoup d'hommes sont effrayés à l'idée d'être rejetés par une femme. Ils pensent qu'ils seront moins que rien, qu'ils seront jugés, ou toute autre pensée négative qui leur tra-

verse l'esprit. Désolé, cher lecteur, le rejet est quelque chose que tu ne pourras jamais contrôler. C'est une variable du jeu de la séduction et elle sera toujours présente, donc tu dois l'accepter et jouer avec. Il n'y a pas de truc pour surmonter cette peur, tu dois simplement savoir que c'est partie intégrante du jeu, ne pas laisser cela t'affecter lorsque cette variable se produit, et surtout, ne pas te laisser bloquer. Accepter que le rejet soit toujours présent est essentiel pour ne pas te laisser affecter. Si tu sais d'avance qu'il y a une chance que tu sois rejeté et que tu prends quand même le risque, à la longue, avec de la pratique, tu t'en ficheras complètement. Ne sois pas orgueilleux. Accepte le rejet. Ta vie ne s'arrêtera jamais à cause d'un rejet !

3. **L'autosabotage** : Cela fait référence à la prédisposition à l'échec avec laquelle une interaction commence ou ne commence même pas. Beaucoup d'hommes ont tendance à penser que cela ne marchera pas même avant d'avoir essayé. Et effectivement, cela ne fonctionne pas car ils étaient déjà prédisposés avec cette mentalité avant même que quoi que ce soit ne se passe. Cela vient souvent d'expériences négatives vécues dans le passé,

mais ce que tu veux, c'est devenir un loup, alors tu dois changer cette mentalité et oublier tout ça. Tu sais déjà que le pire qui puisse arriver, c'est qu'on te rejette. Ne t'autosabote pas avec des pensées négatives, au contraire, approche-toi avec une mentalité ouverte au jeu. Oublie tes propres préjugés personnels et agis simplement, parle-lui et vois ce qui se passe. Tu as déjà le "non" !

4. **Blocage par peur de ne pas être à la hauteur** : Cette peur découle du manque de confiance en soi. Je ne veux pas entrer dans les détails, car j'ai consacré plusieurs chapitres précédemment à ce sujet et à la manière de le surmonter. Je suppose donc que tu as déjà une idée.

Sachant que tout cela est aussi normal que sur la planète Terre, et que même le séducteur le plus expérimenté du monde est parfois submergé par ces peurs, concentrons-nous sur la façon dont tu peux les surmonter.

Je veux que tu tires tes propres conclusions, donc je vais laisser les clés et les principes pour les surmonter dans l'histoire suivante. Comme le blocage apparaîtra toujours tôt ou tard, il est important de l'admettre et une fois reconnu, d'en être conscient et de ne pas se laisser emporter par lui. Je vais te l'expliquer mieux dans cette anecdote.

Le week-end dernier, j'étais dans un bar à Valence avec des amis. Tu pourrais dire que ce gars passe de bar en bar, et la vérité est que oui, peut-être ai-je un problème avec l'alcool... (Je plaisante). Ce qui est sûr, c'est que j'ai toujours cru que le meilleur endroit pour flirter est un bar, car les gens sont généralement plus sociables et réceptifs pour entamer une conversation avec un inconnu. (Je veux aussi me consacrer à cela, donc je cherche toujours des scénarios pour mettre en pratique mes connaissances, sinon je n'aurais rien à te raconter).

Le truc, c'est que j'étais avec des amis qui ne sont pas très doués pour draguer, soyons honnêtes, et après quelques verres... mon corps me poussait à engager une conversation avec une femme. Pour le simple plaisir, pour donner un peu d'adrénaline au corps, et parce que je n'aime pas dormir seul, pour quoi mentir à personne.

Le problème, c'est qu'il y avait un groupe de quatre femmes assez attirantes à la table à côté, mais je dois avouer que je me sabordais un peu, car je me disais à moi-même : "Tes amis ne sont pas doués pour draguer, la moitié d'entre eux ont une petite amie et ne seront pas intéressés à me suivre. Elles sont quatre et je suis tout seul. Il y a de fortes chances que ça ne se passe pas bien, peut-être que je vais les déranger, et il est fort probable que mes amis ne m'aideront pas dans l'interaction. Donc il vaut peut-être mieux ne pas essayer, car il est très probable que je n'obtienne rien."

J'ai eu cette idée en tête pendant un certain temps, jusqu'à ce que je repense à moi-même : "Peu importe tout cela ! Si tu en as envie, vas-y et parle-leur. À la fin, tu sais déjà que le pire qui puisse arriver, c'est qu'elles ne veuillent pas parler avec toi, donc je reviendrai avec mes amis, je me retirerai poliment et il ne se passera rien." De plus, je déteste personnellement la sensation que cela aurait pu se passer si... Je préfère être rejeté que de rester avec des doutes.

À la fin, je me suis laissé emporter par ma dernière pensée, alors je me suis levé, je me suis approché de leur table et je leur ai dit :

- Salut, quel est le plan pour ce soir ?

- Nous ne savons pas encore, qu'est-ce que tu proposes ?

- Pour l'instant, nous pourrions prendre quelque chose et ainsi faire connaissance. Ça vous dit ?

- Bien sûr, ça nous semble génial, dirent-elles en riant.

J'avais un t-shirt du Valencia car je venais juste du stade de football. Elles m'ont donc demandé comment elles pouvaient y aller. Je leur ai répondu qu'elles pouvaient acheter les billets en ligne et qu'elles devraient venir avec nous la prochaine fois. J'en ai également profité pour leur demander si je pouvais m'asseoir avec elles, ce qu'elles ont accepté volontiers.

Au début, je ne savais pas trop quoi dire, j'étais un peu nerveux, ne me demande pas pourquoi, mais ça m'arrive parfois, donc j'ai décidé de recourir aux questions habituelles que l'on pose lorsque l'on commence une conversation. D'où êtes-vous ? Depuis combien de temps êtes-vous ici ? Que faites-vous dans la vie ? Et tout ça. J'ai aussi profité du sujet du football pour proposer un plan pour l'avenir, même s'il est probable qu'il ne se réalise pas, tout le monde aime parler d'un plan différent, dans ce cas, c'était d'aller tous ensemble au stade. (Parfois, c'est une bonne option de proposer des plans pour l'avenir pour voir s'ils sont intéressés ou non à vous connaître) (Valence joue dans 2 semaines et comme j'ai leur Instagram, je suis toujours à temps de proposer le plan si j'en ai envie). (Mise à jour : le plan ne s'est jamais concrétisé, mais bon, comme je l'ai déjà dit plusieurs fois, l'important ici est de profiter du moment).

Il s'est avéré qu'elles étaient italiennes et qu'elles faisaient leur stage d'esthéticiennes dans ma ville natale. La conversation se passait plutôt bien, alors elles ont commencé à s'intéresser à moi, en me posant des questions personnelles, et je répondais avec grâce tandis qu'elles semblaient vraiment apprécier la conversation, tout indiquait donc que ça allait être une nuit où je ne dormirais pas seul.

Tout cela étant dit, mes amis étaient à une autre table, alors je les ai invités à se joindre à la conversation et nous avons tous commencé à partager ce moment, en essayant de donner le meilleur de nous-mêmes sans oublier de profiter du moment. Nous avons discuté tous ensemble pendant près d'une heure, en passant un bon moment.

À la fin de la soirée, les filles devaient partir car elles avaient des stages le lendemain, alors j'ai demandé à celle qui me plaisait son Instagram. De manière amusante, je lui ai dit que nous resterions en contact lorsqu'elles viendraient regarder le football et que je leur montrerais comment faire une bonne préparation avec les supporters, ce à quoi elle a accepté et m'a donné volontiers son Instagram. La soirée s'est terminée et je suis rentré chez moi seul, car peu importe à quel point vous êtes bon, vous ne gagnez pas toujours. De plus, je vous le dis, si on gagnait toujours, ce jeu n'aurait aucun intérêt.

Pour conclure l'histoire, je dois avouer que je lui ai écrit hier sur Instagram en lui disant que j'aimerais la rencontrer seule pour boire quelque chose et mieux nous connaître, à quoi elle a répondu qu'elle avait un petit ami, mais que nous pourrions tous nous retrouver pour boire quelque chose une autre fois. J'ai dit oui, que nous avions passé un bon moment et pourquoi ne pas répéter un autre jour.

En fin de compte, l'important est que vous ne

pouvez jamais tout contrôler. Dans la séduction, vous devez vous adapter à ce qui se passe, et même si j'aurais adoré passer la nuit avec elle ou la rencontrer un autre jour seul, je dois accepter qu'elle a un petit ami, ou du moins c'est ce qu'elle m'a dit. Je ne sais pas si c'est vrai ou si c'est une excuse parce qu'elle ne m'intéresse pas, mais c'est quelque chose que je ne peux pas contrôler et que je dois accepter tel quel. Après tout, j'ai passé une bonne soirée et j'ai la possibilité de la revoir avec ses amies... et qui sait ? Peut-être que je pourrais flirter avec une autre, et sinon, la vie continue... et heureusement, il y a beaucoup de femmes à rencontrer.

En conclusion, j'espère que vous avez réfléchi au blocage comme à une idiotie mentale qui vous empêchera au moins de vivre une situation amusante par peur de l'inconnu. Sachant que dans le meilleur des cas, vous pourriez ne pas dormir seul cette nuit-là, et dans le pire, qu'on ne vous remarque pas, mais... allez-vous rater l'occasion de savoir ce qui pourrait arriver par peur d'une simple peur qui n'existe pas ? Peut-être que la prochaine femme de votre vie est à la table à côté, et à cause de votre peur ou de votre blocage, vous aurez raté l'occasion de la rencontrer et ne la reverrez jamais.

Ne laissez pas le blocage vous paralyser. Si cela vous arrive, utilisez les questions habituelles pour vous en sortir. Avec la pratique, vous développerez vos propres méthodes pour sortir rapidement de cette situation difficile. Allez, au boulot !

Un petit conseil avant de terminer le chapitre, qui m'aidait beaucoup à surmonter le blocage, était le suivant : quand j'étais terrifié à l'intérieur et bloqué au départ, je me disais toujours que si je n'y allais pas, quelqu'un d'autre le ferait et j'aurais raté l'occasion, en donnant une chance à un autre homme, ou elle partirait simplement et je ne la reverrais jamais plus. Croyez-moi, il n'y a rien de plus frustrant que de voir la fille qui vous plaît à la fête partir avec un autre homme et vous rester là à regarder comme un idiot.

<u>Guide pratique pour surmonter le blocage lors de la prochaine interaction</u>

1. **Blocage social** : Quand tu te sens effrayé par le regard des autres, rappelle-toi que rassembler le courage et commencer l'interaction, même si tu es rejeté dans le pire des cas, te fera passer pour un homme courageux. Les hommes t'admireront et les femmes seront attirées par toi !

2. **Rejet** : C'est quelque chose qui échappe à ton contrôle. Accepte que tu n'auras jamais de succès à 100 %. (Même Brad Pitt n'y arrive pas, enfin peut-être lui... mais tu n'es pas né avec ce talent légendaire). Accepte le rejet comme une partie du jeu. Celui qui ne tente rien ne gagne rien, donc il vaut mieux affronter le rejet que rester avec le doute de ce qui aurait pu être.

3. **Échec** : Chaque fois que tu penses que tu vas échouer, rappelle-toi que c'est une possibilité, mais si tu ne le fais pas, quelqu'un d'autre le fera et emportera la fille que tu aimes. Préfères-tu voir la fille partir avec quelqu'un d'autre ou essayer et au moins partir avec la conscience tranquille d'avoir essayé ?

4. **Facteur de motivation** : Tu lis ce livre parce que tu en as probablement marre de passer tes soirées seul. La prochaine fois que tu seras bloqué, pense à ceci : "Je ne suis pas Brad Pitt, donc si je ne veux pas dormir seul ce soir, je devrai rassembler mon courage et parler à cette fille".

Essaie de mémoriser ces idées pour surmonter le blocage chaque fois que tu te sens coincé. N'oublie pas que le blocage est principalement une barrière mentale, alimentée par des peurs souvent imaginaires. Vas-tu te laisser bloquer par la peur ou vas-tu agir ? Tu pourrais rencontrer ta propre Angelina Jolie. Dans le pire des cas, tu auras toujours Madame ta main qui t'attend à la maison.

AVOIR TOUJOURS UN PLAN B

Avoir toujours un plan B sera l'une des meilleures choses que vous puissiez faire si vous voulez réussir lors d'un rendez-vous. Par-là, je veux dire que vous devriez toujours avoir en tête un endroit où emmener la fille après un rendez-vous, après avoir flirté en boîte de nuit ou dans tout autre scénario qui vous vient à l'esprit. Mais c'est crucial si vous voulez vraiment accomplir la tâche et l'emmener au lit.

Je veux faire un chapitre court à ce sujet, car l'autre jour, j'étais en vacances dans ma ville natale, Valencia. Si vous êtes curieux, je réside actuellement en Suisse, bien que je songe à revenir en Espagne, mais bon, je m'égare et c'est une autre histoire. Je vous raconte cela pour donner un peu de contexte et gagner votre confiance, pour que vous voyiez que je suis moi aussi une personne ordinaire, qui écrit simplement pour essayer de gagner sa vie.

Laissez-moi vous raconter l'histoire. Comme je l'ai dit, j'étais à Valencia, ma ville, mais je n'avais pas loué d'hôtel ni rien. Je dormais donc chez mes parents, j'ai beaucoup de frères et sœurs et la maison est plutôt pleine, en plus mes parents sont très conservateurs et ils n'apprécient pas vraiment si j'amène une femme à la maison.

Je décide de sortir cette nuit-là avec un ami. Nous allons dîner dehors, un hamburger si je me souviens bien, et ensuite nous décidons d'aller prendre un verre pour faire la pré-soirée en boîte de nuit. Tout se passe bien jusqu'ici, nous entrons dans la boîte de nuit, nous discutons un moment tous les deux, prenons quelque chose de plus à boire, nous promenons pour voir les gens et les femmes qu'il y avait là-bas. Nous nous amusons en dansant, en riant, bref, ce qu'on fait dans une boîte de nuit.

Cette boîte de nuit dont je parle est assez grande, elle s'appelle MYA et elle a plusieurs ambiances et terrasses. Pendant que nous faisons le tour, je vois une fille qui me plaît, elle était assise sur une terrasse avec son amie. Elle attire mon attention, donc je décide d'agir. Je m'approche, je la salue, je la regarde dans les yeux, je souris (avec un petit sourire séducteur malicieux), je me présente et je lui demande si ça la dérange que je m'assoie avec elles. Elles me donnent la permission, je m'assieds et nous commençons à parler. Elle était des États-Unis, je ne me souviens pas de la ville et, comme d'habitude, elle parlait anglais, mais aussi un peu d'espagnol, donc nous avons parlé les deux langues.

Il y avait une bonne chimie et on ressentait l'attraction. Entre-temps, j'étais un peu ivre et j'ai renversé mon verre sur toute la table sans m'en rendre compte. J'ai paru maladroit, mais nous avons ri et comme si rien ne s'était passé. (Faire l'idiot est naturel, parfois cela renforcera même la confiance, ne te laisse pas emporter par une situation gênante et résous-la naturellement en minimisant son importance).

Le seul problème était que son amie n'était pas très bavarde ni attirante, donc mon ami n'était pas très impliqué dans la conversation avec elle, ça ne coulait pas, pour ainsi dire. L'amie voulait aller dans une autre partie de la boîte de nuit, alors je lui ai demandé son Instagram, elle me l'a donné et nous nous sommes séparés.

Jusqu'ici tout va bien. Normal. Il y a de l'intérêt. Je suis avec mon ami, je sais que la fille m'aime bien et je savais que je la reverrais plus tard dans la même boîte de nuit. Alors j'agis avec indifférence et avec la tranquillité de savoir que je vais la revoir.

Effectivement, je la croise environ une heure plus tard. Je m'approche, nous recommençons à parler, nous dansons, je lui demande un bisou, elle me le donne, mais encore une fois l'amie s'ennuie et décide qu'elle veut partir. Comme elles sont ensemble, elles partent ensemble, et si l'une veut partir, alors les deux partiront. J'insiste un peu. Je joue sur le fait qu'elles sont des touristes et qu'elles doivent rester pour profiter de la nuit, je leur dis. Ça ne marche pas et elles partent. Rien de nouveau ni de surprenant, elle me dit ; tu as mon Instagram, nous restons en contact.

Brillant, je lui écris un peu plus tard, je lui dis les choses habituelles, j'ai adoré te rencontrer, je me suis bien amusé, mais j'aurais aimé passer la nuit avec toi, je clique sur envoyer et c'est bon. Elle me répond qu'elle aussi et qu'elle aimerait aussi passer une bonne nuit avec moi, mais qu'il faut aller la chercher.

Comme cette nuit-là je préférais baiser plutôt que rester en boîte de nuit, je prends un taxi et je pars la chercher. En chemin, je me rappelle que je n'ai même pas un endroit où l'emmener, alors j'improvise et je me dis à moi-même, il faut jouer la carte de l'emmener sur le toit. Comme il était trop tard pour louer un hôtel, je ne pouvais pas rentrer chez mes parents et chez elle non plus car elle était avec une famille d'accueil.

Les aléas de la vie, je vais chez elle, elle descend, nous commençons à marcher vers chez moi, et comme je me sentais mal, je décide d'être honnête et de lui dire le plan. Je lui dis que je suis avec mes parents, que je vis en Suisse, que je n'ai pas de maison ici et que l'idée était d'aller sur le toit.

Évidemment, l'idée de baiser en plein air ne lui plaît pas beaucoup. Je lui dis que ce n'est pas la première fois que je le fais. (J'en fais encore plus une bêtise). Elle me dit qu'elle n'ira pas là-bas, qu'elle pensait que j'avais une maison et c'est pour ça qu'elle allait venir avec moi, alors elle a décidé de rester finalement chez sa famille d'accueil. Elle m'a embrassé, nous avons convenu de nous revoir un autre jour et je suis rentré seul chez mes parents, en pensant qu'au moins, j'allais tirer un chapitre de cette expérience pour mon livre. C'est donc ce que j'ai fait au moins.

Résumé et réflexion. Je n'ai plus revu la fille parce que je suis retourné en Suisse, dommage, car elle était un vrai petit bijou à mes yeux. La réflexion, c'est que peu importe votre expérience ou vos talents en séduction, car certaines femmes, si vous n'avez pas un endroit où les emmener, ne partiront nulle part avec vous. C'est pourquoi il est très important, si vous prévoyez d'avoir quelque chose de plus lors d'une nuit spontanée ou lors d'un rendez-vous, d'avoir au moins un endroit où les emmener, qui ne soit pas un toit, car même si je l'ai déjà fait une fois, toutes les femmes ne sont pas prêtes à aller dans un endroit comme ça, surtout si elles sont jolies, appréciées et viennent des États-Unis.

En conclusion, cher lecteur, n'oubliez jamais l'importance d'avoir un bon endroit où les emmener, sinon vous le regretterez comme je l'ai fait cette nuit-là. J'admets que cette fois-ci, j'ai dû me consoler avec ma vieille amie Madame Main. Une grande tristesse, en voyant l'opportunité que j'ai ratée avec ce petit bijou, juste parce que je n'avais pas un endroit où l'emmener.

Partie III

Séduction avancée ;
Le véritable séducteur.

TOUT LE MONDE A BESOIN D'AMOUR

CHAPITRE XIII

Cela semble évident, mais c'est une grande vérité. Tout le monde, et je répète, tout le monde a besoin de compagnie et d'amour dans sa vie. Personne ne veut passer sa vie seul. Il est vrai qu'il est parfois formidable de savoir être seul, de profiter du temps pour soi et de faire des activités en solitaire, mais à la fin de la journée, on veut toujours avoir quelqu'un avec qui partager son temps et lui raconter comment s'est passée sa journée. Parce que la vérité est que nous sommes des êtres sociaux et avons besoin de l'interaction humaine pour être heureux.

Si nous relions cela à la séduction, la clé ici est de savoir que toutes les femmes qui ne sont pas en couple, en général, chercheront de la compagnie, que ce soit un petit ami, un ami avec des droits, ou un mec avec qui passer la nuit. Garder cela à l'esprit te donnera un avantage certain. Je connais beaucoup de gens qui ne le considèrent même pas, ou qui simplement ne sont pas conscients de cette grande vérité.

De plus, dans cette ère des réseaux sociaux et de la communication virtuelle, de nombreuses personnes se sentent plus seules que jamais. En fin de compte, nous voyons tous des vies parfaites sur les réseaux sociaux, qui en réalité ne le sont pas, mais cela t'amène à te comparer dans une spirale très nocive pour ta santé mentale, faisant ressortir un sentiment de solitude chez beaucoup d'entre nous. Cela s'applique autant aux femmes qu'aux hommes.

L'ironie est que nous sommes plus connectés que jamais, mais en même temps, jamais auparavant dans l'histoire de l'humanité, les gens n'ont ressenti autant le besoin de créer des connexions réelles pour éviter de tomber dans le vide de la vanité et de la solitude.

Je te conseille donc de t'éloigner un peu des réseaux sociaux. Utilise-les comme un outil pour maintenir un contact, mais concentre-toi davantage sur le monde réel. Rencontre des femmes dans le monde extérieur, cela te permettra de créer des liens plus réels, véritables et durables.

Revenons maintenant au sujet de la recherche de compagnie liée à la séduction. L'important est de comprendre que tout le monde cherche à interagir avec autrui, toutes les femmes célibataires cherchent ce garçon qui les sortira de leur monotonie. Si tu parviens à comprendre cela, il te sera beaucoup plus facile d'entamer une interaction avec cette fille qui a attiré ton attention. Si tu joues bien, tu peux toucher la corde émotionnelle et combler ce manque de compagnie avec ta présence. Si tu y arrives, je te garantis qu'elle sera à toi. Tu auras réussi à la séduire et très probablement tu obtiendras un autre rendez-vous.

C'est quelque chose que je partage maintenant avec toi de manière très simple, mais cela m'a pris des années pour le comprendre. Par conséquent, c'est une grande clé pour mener une séduction de la manière la plus naturelle possible. Mais attention, il faut être prudent de ne pas jouer avec les sentiments de l'autre personne en exploitant ce principe. D'abord par respect, et ensuite, je te le dis par expérience, si tu en tires trop parti, le karma te le rendra, et je te le dis parce que ça m'est arrivé. Fais attention, car cette vérité est une arme à double tranchant, qui ne doit pas être utilisée avec malveillance, mais avec naturel. Il faut se rappeler que séduire est une chose et tromper en est une autre. En tant que séducteur, ton objectif devrait être que vous passiez tous les deux un bon moment, dans le respect, l'honnêteté et la naturalité. (Tu peux aussi ajouter un peu de malice). Alors utilise ceci à ton avantage et je t'assure que tu créeras des connexions avec des femmes plus réelles et durables dans le temps.

Je me souviens une fois être rentré d'un voyage à Paris. J'y étais allé rendre visite à une amie, donc je suis rentré chez moi à Valence, où à l'époque je faisais de la location Airbnb pour payer le loyer. Dès que je suis entré par la porte, j'ai vu une fille en train de se préparer devant le miroir, dans la chambre que j'avais en location. J'étais fasciné par sa beauté africaine, ses cheveux afro, son joli visage et sa peau noire claire. Dès que je l'ai vue, j'ai pensé : elle doit être à moi, je vais le faire, je vais la séduire. En tant que bon hôte, j'ai décidé de me présenter. Je lui ai souhaité la bienvenue dans la ville et j'ai proposé à elle et à son amie de sortir le soir. Je me souviens que j'avais prévu de faire des cocktails chez moi avec des amis, elles ont accepté avec plaisir. Elles étaient contentes de pouvoir rencontrer des gars du coin et de prendre quelques cocktails de la main d'un barman professionnel.

La nuit est arrivée. Beaucoup de rires. Nous nous sommes tous rencontrés, et après les Sex on the Beach, nous avons décidé d'aller tous danser un peu au Fox Congo, un pub près de chez moi. Nous avons dansé, parlé et nous nous sommes bien amusés. La nuit a pris fin et nous sommes rentrés chez nous avec mon colocataire, chacun a dormi dans son lit cette nuit-là.

Comme elles allaient rester une semaine chez moi, nous n'étions pas pressés, donc le lendemain, nous leur avons proposé d'aller à la plage. C'était l'été, c'est pourquoi nous avions tellement de temps libre... Nous sommes allés à la plage et avons passé la journée là-bas. En revenant à la maison après nous être préparés, elles avaient envie de sortir. Mes amis étaient fatigués et ne voulaient rien faire, mais j'aimais beaucoup cette fille et je voulais la séduire. Bien que j'étais aussi fatigué, j'ai décidé de me forcer un peu. J'ai fait le guide et je les ai emmenées dans des endroits très sympas sur la plage. Pour une fois, j'avais décidé de ne pas boire. (Oui, parfois je peux sortir sans boire).

Pendant que nous étions assis à discuter et que je buvais un Coca-Cola, j'ai profité du départ de son amie aux toilettes, j'ai rassemblé mon courage et je lui ai dit tout ce que je pensais d'elle. Je lui ai dit que je l'aimais et que je la trouvais très attirante. Elle riait et me demandait pourquoi elle lui plaisait, puisqu'elle avait remarqué comment je regardais aussi son amie. Nous avons ri tous les deux et je lui ai dit : "Oui... mais celle qui me plaît le plus, c'est toi, c'est pourquoi je te le dis à toi maintenant et pas à ton amie". Je ne l'ai pas tout à fait convaincue encore, alors nous avons continué à profiter jusqu'à ce que l'endroit ferme.

Après la fermeture, j'ai proposé d'aller nous baigner à la plage. Personne n'avait de maillot de bain, donc nous nous sommes tous baignés à moitié nus. Dans l'eau, je l'ai regardée dans les yeux, elle m'a regardé et je l'ai embrassée sans ré-fléchir, à quoi elle a répondu passionnément au baiser. Nous sommes sortis de l'eau, mais elle ne me faisait toujours pas entièrement confiance, elle disait qu'on voyait que j'étais un playboy et qu'elle ne passerait pas la nuit avec moi. (Le coup du play-boy est vrai, je ne l'ai jamais nié).

C'est alors que j'ai découvert la théorie que je partageais avec toi plus tôt sur l'amour. Je lui ai dit : "Regarde, je t'aime et nous n'avons pas besoin de faire quoi que ce soit ce soir, mais j'aimerais beaucoup dormir avec toi, car j'ai besoin d'un peu d'amour, de compagnie et je ne veux pas passer la nuit seul". Elle a ri, a accepté et m'a avoué qu'elle ne voulait pas non plus passer la nuit seule et qu'elle aimerait beaucoup dormir avec moi aussi, mais en soulignant qu'elle ne ferait rien cette nuit-là. J'ai accepté l'accord.

Nous sommes arrivés à la maison et elle a accepté de dormir avec moi sur le canapé-lit du salon. Cette nuit-là, j'avais toutes les chambres louées et la maison était pleine d'invités. Ce qui est le plus drôle, c'est qu'à la fin, c'est elle qui a commencé à me toucher et nous avons fini par le faire. (Généralement, cela finit toujours par arriver). Ce qui est encore plus drôle, c'est qu'au matin, les autres invités, un couple plus âgé, nous ont vus sur le canapé du salon. Ils pouvaient voir que quelque chose s'était passé cette nuit-là. Je regrette vraiment cet appartement et tout ce qui s'est passé là-bas avec tous ces invités. Si vous avez un appartement et que vous vivez seul, je vous recommanderais de faire de l'Airbnb, vous gagnerez un peu d'argent supplémentaire, vous rencontrerez des invités et peut-être même votre future petite amie.

Finalement, nous avons continué à faire des plans pendant la semaine où elles sont restées. Mon colocataire a également fini par coucher avec l'amie, et j'ai gardé le contact avec elle. En fait, elle est revenue me voir chez moi cette fois-ci sans payer, nous avons fait un voyage ensemble à Barcelone et je suis aussi allé la voir quelques fois en Allemagne, notamment à Francfort.

Nous avons eu une connexion réelle et, même si nous n'avons jamais été sérieux, je continue encore aujourd'hui à maintenir le contact avec elle de temps en temps, et tout cela grâce à avoir joué la carte de l'amour et de la compagnie. Après avoir intériorisé ce principe de séduction dans mon subconscient, je confesse que cela m'a été beaucoup plus facile de séduire et de créer des connexions plus vraies et réelles avec les femmes qui m'attirent. Toujours dans le respect et la naturalité, je suis ainsi, sensible, romantique, j'aime séduire, plaire et être en compagnie. Je n'en fais pas une manipulation, mais je le fais depuis la naturalité de ma personne.

Je souligne cela, car profiter de ce facteur et créer de fausses attentes chez l'autre personne lui fera du mal, et finalement ce même mal que tu as causé te reviendra comme un boomerang. Si tu sens que cela t'arrive, et que peut-être l'autre personne est en train de tomber amoureuse de toi plus que de raison, il est recommandé de lui parler de qui tu es, de quels sont tes sentiments et tes attentes, pour éviter les malentendus et les maux de tête inutiles. Ainsi, tu seras clair et personne ne pourra te reprocher quoi que ce soit, ni te traiter de manipulateur, de salaud ou de tout autre terme désobligeant. De mon expérience, dans la plupart des cas, ils acceptent ma nature d'âme libre et nous nous laissons aller sans aucune attente.

PARLE FRANCHEMENT, LES FEMMES ADORENT ÇA

Attention, pervers, je ne dis pas que tu devrais aller voir une fille et lui dire que tu aimerais coucher avec elle dès le premier instant. Peut-être que ça pourrait fonctionner. Statistiquement, tu pourrais avoir une chance d'un pour cent qu'elle te dise oui, deux pour cent maximum, en étant généreux. Mais la probabilité la plus élevée serait qu'elle te mette une bonne claque, dans le meilleur des cas, et dans le pire des cas, qu'elle te dénonce et que tu passes une nuit en cellule, en compagnie des forces de l'ordre. Comme je suppose que ce n'est pas ton plan, il vaudrait mieux que tu ne parles pas aussi clairement et directement, mais que tu cherches l'équilibre. Je t'expliquerai cela plus clairement plus tard.

Blagues mises à part, ce que je veux dire par là, c'est que les femmes aiment que tu leur dises ce que tu penses et quelles sont tes intentions lorsque le moment est venu. Car c'est ce qu'un homme confiant et sûr de lui fait, exprimer ce qu'il ressent, comme tu le sais déjà... Cela attire beaucoup.

Je te raconte tout cela, car j'ai toujours observé des hommes qui savent parler. Ils n'ont pas peur d'entamer une conversation avec une inconnue, mais ils ne définissent jamais bien. Ils ont souvent peur d'exprimer ce qu'ils ressentent vraiment à ce moment-là. Ils se trompent eux-mêmes en pensant que ce serait très agressif ou obscène de leur part d'exprimer ce qu'ils ressentent à ce moment-là. En vérité, les femmes aiment qu'un homme soit sincère, qu'il dise ce qu'il pense et révèle ses intentions lorsque le moment est venu. Elles ne veulent pas d'un homme qui cache ses intentions et tourne autour du pot. Par expérience, je peux te dire qu'en faisant cela, elles s'ennuieront et partiront avec un autre qui le fera.

En fait, la raison pour laquelle beaucoup d'hommes finissent par entrer dans la fameuse "zone d'ami" est qu'ils ne sont pas clairs dans leurs intentions et que les femmes finissent par les voir comme de simples amis pour cette raison même. Donc, à moins que ton objectif ne soit de te faire des amies, exprime tes intentions lorsque le moment est venu.

Pour que ce soit clair, je vais te raconter l'histoire d'un très bon ami, nous l'appellerons "Jean, l'attaquant maladroit".

Jean est un gars qui sait bien parler aux femmes, il les fait rire et on voit qu'elles passent un bon moment. Il n'a aucun problème à aborder n'importe quelle inconnue dans un bar, dans la rue ou dans n'importe quel contexte. En fait, il est assez doué pour créer des interactions à partir de rien. (Des interactions dont, parfois, je tire profit en tant que bon buteur.)

Je suis sûr que si tu le voyais en action, tu parierais tout ton argent sur le fait qu'il finira avec la fille et qu'il aura du succès. Malheureusement, si tu le faisais, je te garantis que tu perdrais tout ton argent. Cela ne veut pas dire que mon ami ne drague pas de temps en temps, mais dans la plupart des cas, il échoue. Il se demande toujours pourquoi, et même si je lui dis la raison, il refuse de le comprendre. Il se trouve souvent des excuses et pense que ce qu'il fait est correct. C'est pour cela qu'il en est là où il en est. Il est trop fier pour réaliser ses erreurs.

Jean est comme un mauvais attaquant de football que tu ne veux pas avoir dans ton équipe. Peu importe le centre que tu lui envoies, il ne marque jamais, ne fait jamais de but et en plus il rejette la faute sur les autres. C'est parce que, aussi bon qu'il soit pour parler aux femmes et les faire rire, il ne parvient jamais à exprimer ce qu'il ressent vraiment et ce qu'il aimerait obtenir de cette interaction. Mon ami n'est pas clair, c'est pourquoi il finit toujours par se balancer comme Tarzan dans les lianes de la jungle. Comme un bateau sans capitaine, il dérive. Peu de femmes visitent son lit pour cette raison.

Cela arrive à Jean parce qu'il n'exprime pas ce qu'il veut. Par peur du rejet et parce qu'il n'est pas assez sûr de lui. En fait, chaque fois que je lui suggère d'être clair sur ce qu'il veut, que les femmes adorent qu'on leur dise les choses telles qu'elles sont (car elles prennent rarement l'initiative), il me répond toujours comment pourrait-il dire ce qu'il pense vraiment. Il pense qu'elles croiront qu'il est trop audacieux, ou dans le pire des cas, un pervers. Mais ce ne sont que des excuses qu'il a dans la tête et qui l'empêchent de devenir un véritable buteur.

C'est pourquoi mon ami ne finit presque jamais par ramener la fille chez lui, car il n'exprime jamais ce qu'il veut. Pour cette raison, la femme finit souvent par s'ennuyer avec lui, car elle sait ce qu'elle cherche, ou du moins elle attend que quelqu'un lui propose quelque chose, pour avoir au moins des options et décider ensuite de ce qu'elle veut. En général, elles finissent par partir avec un autre homme, qui contrairement à mon collègue, sait ce qu'il veut vraiment.

Alors s'il te plaît, sois toujours clair. Montre ce que tu penses et quelles sont tes intentions. Je ne dis pas que tu devrais le dire dès le début de la conversation, mais fais-le une fois que tu remarques les signes montrant que la femme s'intéresse à toi et apprécie ta compagnie. Ensuite, une fois ces signaux identifiés, lance-toi et propose-lui d'aller danser, de l'embrasser, de l'inviter chez toi, ou toutes ces options.

Je te garantis que dans la plupart des cas, si tu as bien interprété les signes et que la femme t'apprécie, elle acceptera presque tout ce que tu lui proposeras. Et... dans le pire des cas, tu seras rejeté, tu prendras congé poliment et la vie continuera comme si de rien n'était.

Pour résumer tout ce qui a été dit dans ce chapitre, ne sois pas comme mon ami Jean, car tu ne réussiras qu'à ne rien obtenir. Au contraire, aie toujours du courage, sois un loup et dis ce que tu penses sans peur. Exprime tes idées, tes sentiments et tes intentions. En faisant cela, tu remarqueras à quel point les femmes adorent un homme honnête et sincère dans ses pensées. Comme je l'ai dit plusieurs fois, les femmes sont généralement attirées par des hommes sûrs d'eux, qui savent ce qu'ils veulent et ce qu'ils recherchent. Donc, en étant clair, tu leur montreras cela indirectement, et si tu as bien travaillé ta séduction, elles seront attirées par toi. Alors s'il te plaît, fais-le pour toi et... SOIS CLAIR !

HOMMES ET FEMMES VEULENT S'AMUSER

Cela semble évident, n'est-ce pas ? Qui ne veut pas s'amuser et passer un bon moment ? Vous seriez surpris du nombre de personnes qui ont fait appel à mes services de mentorat, me demandant de l'aide en matière de séduction et de développement personnel, et qui ne comprennent pas ce fait évident de la vie. Je trouve cela étonnant. C'est pourquoi je veux consacrer un chapitre à cela, pour que ce soit bien clair et pour dissiper certaines toiles d'araignée mentales qui pourraient subsister chez vous.

Ce que je vous dis est très lié au chapitre précédent, car comprendre que les femmes aussi cherchent à s'amuser est une grande clé qui vous aidera à parler franchement et à exprimer ce que vous voulez.

Savoir qu'elles veulent aussi s'amuser. Intégrer cela dans votre conscience vous aidera peut-être la prochaine fois que vous voudrez parler sans détour. Cela ne garantit pas que vous réussirez à chaque fois que vous l'exprimerez. Il s'agit d'un jeu de probabilités, et avoir une idée claire des variables et des facteurs qui existent dans cet algorithme de séduction vous aidera à remporter la victoire et les honneurs dans un plus grand nombre de parties.

Je veux aussi démolir l'idée que vous avez probablement dans la tête, selon laquelle les femmes sont fragiles, pures, des anges qui vivent au ciel, et à qui vous ne pouvez rien dire de sexuel, de grossier ou de suggestif. En démystifiant votre mythe, je vous dirai que rien n'est plus éloigné de la réalité, les femmes aiment le sexe autant que vous. Par expérience, je vous dis que j'en ai rencontré plus d'une qui aime même plus que l'homme.

Je vous raconte tout cela pour que vous changiez votre perception mentale. Elles ont généralement beaucoup de prétendants et sont habituées à être séduites. Comme vous le savez, le sexe fait partie de ce jeu. En tant que femme qui a été séduite plusieurs fois, je peux vous garantir que probablement toute femme que vous voudrez séduire à l'avenir aura une expérience sexuelle plus étendue que vous. Je peux l'imaginer car c'est pourquoi vous lisez ce livre. Ne laissez pas cela non plus vous intimider, acceptez-le simplement comme une variante ou une possibilité. Vous acquérirez cette pratique plus tard.

Sachant tout cela, cher Casanova. Nous supposons que les femmes adorent être séduites par l'homme approprié et être emmenées au lit. Attention, bien sûr, il y a des exceptions, mais je vous parle en général, de ce que j'ai vu et vécu au cours de ces dernières années. Donc, en parlant de manière généralisée et en ayant maintenant clairement en tête que les femmes, autant que les hommes, meurent d'envie pour le sexe, elles meurent d'envie d'être séduites, désirées et de capter l'attention d'un homme qui saura répondre à toutes ces attentes. Qu'est-ce qui vous empêche, la prochaine fois que vous êtes avec une femme, de lui proposer d'aller passer un moment agréable ailleurs ? Elle aura probablement plus envie que vous et se demandera quand vous lui ferez cette proposition une fois pour toutes.

En revanche, vous rencontrerez aussi des femmes qui ne voudront pas aller aussi vite, ce qui est génial. Parce que, si elle décide de continuer à vous voir, au moins elle saura déjà quelles sont vos intentions, et si elle accepte de continuer à sortir avec vous, c'est parce qu'elle espère que vous la séduirez mieux pour finir au lit avec vous.

Dans le pire des cas, elle vous dira que vous n'êtes pas son type et au moins vous arrêterez de perdre votre temps avec elle. Évitez les malentendus, les pertes de temps et les zones d'amis inutiles.

En tenant compte de tout cela, il y a aussi

des nymphomanes dans la vie, et beaucoup de femmes ne peuvent pas vivre sans sexe autant qu'un homme. Je connais des cas où un homme est resté deux, trois ou cinq ans sans rapport sexuel, ils me contactent pour demander de l'aide. Ils ont généralement du mal à comprendre cette connaissance que je partage maintenant avec vous. D'autre part, une femme qui passe un an sans faire l'amour est vraiment rare, il y a des cas, mais en général elles ne tiennent pas plus que quelques mois et parce qu'elles le veulent. Après tout, elles ont plus de facilité, car en général, si elles sont moyennement attirantes, elles auront toujours un prétendant en attente pour les satisfaire. Et comme elles aiment aussi le sexe... Pourquoi résister ? L'époque de la jeune fille vierge, insécurisée et sans expérience est révolue. Bienvenue au XXIe siècle où la princesse a plus d'expérience sexuelle que le prince.

Alors ne vous laissez pas intimider et tirons-en des leçons. L'autre jour, j'étais avec les Allemandes. (Je suppose que vous vous en souviendrez d'un chapitre précédent.) L'idée m'est venue d'écrire ce chapitre. Je vous raconte et je vous mets dans la situation.

Comme tu le sais, elles étaient en vacances, alors comme d'habitude, elles cherchaient à s'amuser. L'amie avec qui j'avais passé la nuit précédente était en train de parler à un garçon qu'elle avait rencontré la même nuit où je les avais rejoints.

Nous étions en train de prendre quelque chose quand ce garçon lui a écrit sur son téléphone. Honnêtement, il était plutôt direct. Plus direct que ce que j'apprécie personnellement. Il lui a écrit ce qui suit par WhatsApp ou quelque chose comme ça : "Salut beauté, comment vas-tu ? J'aurais aimé te connaître un peu mieux la dernière nuit. Si tu veux, je suis disponible après 22h00. Je peux passer te prendre en voiture et on pourrait passer un bon moment à la plage, juste toi et moi."

Étonnamment, elle a accepté. Ce qui est amusant, c'est que le garçon ne parlait même pas anglais, mais pour le langage sexuel, les langues ne sont pas nécessaires. Je te confesse que ce n'est pas mon style et je ne me sens pas à l'aise en faisant ce genre de choses, je suis plus romantique, mais je te le raconte pour que tu voies d'autres exemples qui se produisent et qui sont également réels. Pour que tu comprennes le jeu de chacun.

Bon, je m'égare encore une fois, l'essentiel est qu'il est venu la chercher au bar où j'étais avec elles, donc je suis resté avec l'amie. Comme nous devions tous dormir ensemble cette nuit-là et que nous étions dans une caravane dans un camping un peu loin de la ville, j'ai dû attendre que l'amie revienne et que ce soit à mon tour de faire l'amour aussi.

J'ai fait une promenade avec la fille, nous avons parlé et nous avons attendu quelques heures. Finalement, l'autre amie est revenue avec le gars qu'elle venait de baiser et avec qui elle communiquait via le traducteur Google. Comme tu peux le constater, la fille savait ce qu'elle voulait et l'autre aussi. L'autre homme est arrivé en voiture, et en bon chevalier, il s'est offert pour conduire la demoiselle au camping où ils étaient. Donc, nous sommes tous partis ensemble.

Pendant le trajet, je faisais office d'interprète car il ne parlait pas anglais et elle ne parlait pas espagnol. J'ai donc appris que l'homme avait quatre enfants, une petite amie et venait juste de tromper la femme allemande, sachant que la femme allemande connaissait toute cette histoire. L'essentiel est qu'elle n'avait pas été dérangée de passer un bon moment avec lui à la plage, malgré tout cela.

De mon côté, je suis resté à réfléchir, reconnaissant que ce n'était pas du tout mon style en matière de séduction, mais qu'au final, c'était une autre méthode. Je suis resté curieux et c'est pourquoi je veux le partager maintenant avec toi. Pour que tu comprennes que les hommes et les femmes cherchent finalement la même chose et parfois, il est plus facile d'être sincère et de dire les choses telles qu'elles sont, plutôt que de tourner autour du pot.

Comme tu l'as probablement remarqué au cours de la lecture de ce livre, chaque personne est un monde différent, et il faudra appliquer un type de séduction différent à chaque personne. Tu ne vas pas draguer de la même manière une fille de vingt ans qu'une fille de trente ou quarante ans. Ni une fille d'Asie qu'une fille d'Amérique du Sud ou d'Europe. En séduction, il faut toujours s'adapter à chaque terrain. Mais comme tu l'auras également observé, il y a toujours des schémas communs qui se répètent, indépendamment de la langue que tu parles, que ce soit le swahili ou le quechua. Ce schéma dont je parle dans ce chapitre en est un, alors intériorise-le, fais-le tien et saisis l'occasion la prochaine fois qu'elle se présentera à toi. Oublie tes pensées tourbillonnantes et comprends que nous cherchons tous à nous amuser, donc n'aie pas peur de proposer des plans plus suggestifs, de l'inviter chez toi ou dans ton lit. Tu sais déjà très bien que le pire qui puisse t'arriver est de rester dans le doute.

¿QUE FAIRE SI CELLE QUI ME PLAÎT EST AVEC SES AMIES ?

CHAPITRE XVI

Il y a de fortes chances que la fille qui a attiré ton attention ne soit pas seule et qu'elle soit avec ses amies. Je comprends que dans certains cas, cela puisse être intimidant et que tu le prennes comme un défi. Mais bon, c'est la vie et il faut savoir comment agir dans une situation similaire, sinon tu risques de passer à côté d'une des meilleures expériences de ta vie.

Je vois deux scénarios possibles :

A) Tu as décidé de sortir seul.
B) Tu as un soutien moral car tu es avec un ami.

Indépendamment du scénario, il y a toujours une bonne manière d'agir. Comme les deux scénarios peuvent se produire, commençons par le premier pour voir ce que tu peux faire si tu te trouves dans cette situation.

Supposons que tu es sorti seul. Parfait, cela montre que tu as du cran et que tu te fous d'être seul ou accompagné. Maintenant, tu as repéré cette fille qui te plaît, mais elle est avec ses amies et tu ne sais pas comment l'aborder. Tu as honte, tu te sens intimidé et tu commences à te faire des idées. Le blocage mental commence. Tes mains deviennent moites et tu deviens nerveux. Pas de problème. Tu es venu pour jouer, alors joue. Romps le blocage. Tu te motives et tu vas lui parler.

Dans ce scénario, la meilleure chose à faire est d'aborder d'abord la fille qui t'intéresse et de lui dire pourquoi elle t'a attiré. Elle te dira probablement qu'elle est avec ses amies et qu'elle veut passer du temps avec elles. Ne te retire pas encore, camarade. Tu vas devoir parler aux amies et leur faire bonne impression. Après avoir parlé à celle qui t'intéresse, il est maintenant temps de prêter plus d'attention aux amies. Ton travail consistera à gagner leur confiance et leur respect, mais sans oublier celle qui t'intéresse.

Une fois que tu as gagné la confiance de toutes et que tu vois qu'elles sont à l'aise avec toi, il est temps de te recentrer sur celle qui t'intéresse. Proposer de danser est toujours une bonne idée, car à ce moment-là, tu seras le centre d'attention. Tu pourras ensuite passer à l'étape suivante et chercher à l'embrasser, ou à avoir plus de contact physique, comme lui toucher la main ou la hanche, et voir comment elle réagit. Si tu vois qu'elle est à l'aise, c'est gagné, sinon, à toi de voir en fonction de la situation, si elle fait la difficile ou si tu ne l'intéresses tout simplement pas.

Dans ce type de scénarios où tu es seul, tu devras mettre davantage en pratique tes compétences sociales, car tu devras attirer l'attention de toutes et tu seras seul. Mais une fois que tu auras pris le coup, tu réaliseras que ce n'était pas aussi difficile que cela semblait. N'oublie pas ce que tu as appris dans les chapitres sur la communication non verbale et l'art de la conversation. Ils t'aideront à maintenir les normes nécessaires pour au moins essayer de capter l'attention du groupe, et en particulier de celle qui t'intéresse. Comme dans la vie, qui ne risque rien n'a rien.

Scénario B) Le loup avec un ami ou plusieurs

En réalité, l'action est très similaire à lorsque tu es seul. Cependant, si tu as l'aide d'un ami, les choses sont toujours plus faciles. À condition qu'il soit bon pour draguer, ou du moins qu'il soit en train de lire et de se former à la séduction comme tu le fais. Sinon, il sera plutôt un poids mort. Si ton ami n'est pas doué et qu'il te ralentit, je pense toujours qu'il vaut mieux jouer seul, mais si tu ne me crois pas, essaie-le. Peut-être que son incompétence te mettra en valeur aux yeux des autres comme un dieu de la séduction, ce qui pourrait jouer en ta faveur.

Supposons que vous soyez tous les deux au même niveau, dans ce cas, vous devrez entrer et vous présenter au groupe qui a attiré votre attention. Pas besoin d'être aussi directs. Il est préférable que l'un de vous brise la glace d'une manière amicale, sans montrer d'intérêt pour l'une en particulier, puis invite l'autre au groupe. Essayez d'entrer comme si vous cherchiez simplement à rencontrer des gens, car c'est finalement ce que vous cherchez. Trouvez des sujets de conversation, n'oubliez pas d'impliquer tout le monde dans la conversation (oui, même la fille qui ne vous intéresse pas du tout, il faudra lui parler aussi). L'objectif, comme toujours, est de gagner la confiance du groupe. Soyez décontractés, sympathiques et prêts à passer du bon temps tous ensemble. Vous créerez ainsi une atmosphère plus détendue, car il n'y aura aucune intention directe affichée, ce qui rendra la communication et l'interaction plus naturelles et avantageuses pour vous si vous savez jouer vos cartes.

Une fois cela accompli, vous devrez essayer d'engager des conversations individuelles, chacun visant la fille qui vous a le plus intéressé. Ne vous battez pas et choisissez chacun une fille différente. Vous devez également communiquer entre vous, sinon vous vous disputerez tous les deux pour la même fille et aucun de vous ne l'obtiendra.

Si vous voyez que les deux filles sont réceptives à votre égard, proposez-leur de danser. Si nécessaire, dansez aussi avec celle qui ne vous intéresse pas pour gagner encore plus de confiance dans ce groupe. Une fois que vous avez attiré l'attention de la fille qui vous intéresse, que vous voyez qu'elle est réceptive, s'intéresse à vous et vous envoie des signaux clairs de communication non verbale positifs, c'est le moment d'être clair et d'agir. Avec un peu de chance, vous réussirez tous les deux, ou seulement l'un. Dans le pire des cas, aucun, mais au moins vous aurez passé un bon moment et vous aurez appris un peu plus sur les relations et les compétences sociales.

Si vous le souhaitez, je peux vous raconter une autre anecdote. Si non, nous pouvons passer au prochain chapitre.

Marrakech, Maroc. Année 2018 ou 2019. Je ne me souviens plus très bien. J'avais environ vingt-deux ou vingt-trois ans, et maintenant, j'en ai presque vingt-huit. À cette époque, j'étais en voyage au Maroc avec un ami. L'idée était de parcourir le pays en un mois, ce que nous avons à peu près fait.

Je n'étais pas encore le séducteur que je suis aujourd'hui, mais je n'étais plus le raté que j'étais à Londres. J'avais commencé à récolter les fruits de la séduction et je ne me débrouillais pas trop mal. Disons que j'étais à un niveau intermédiaire.

Pendant ce voyage, j'étais obsédé par l'idée de rencontrer une ou deux femmes locales pour voyager avec elles et mon ami. Finalement, je peux dire d'expérience que lorsqu'on s'obsède avec quelque chose, on finit par l'obtenir. Un jour, alors que nous mangions un délicieux tajine de poulet sur la terrasse d'un restaurant, nous avons remarqué deux magnifiques Marocaines à la peau cannelle, avec de longs cheveux sombres, de grands yeux et des sourires envoûtants. Nous avons découvert plus tard qu'elles étaient sœurs. J'ai été attiré par la plus jeune et mon ami par l'aînée. Nos cibles étaient clairement définies.

Je propose alors à mon ami de les aborder, mais il m'avoue qu'il n'ose pas. C'est donc à moi de faire le premier pas. Je me lève, visualise mon objectif et m'approche de leur table, toujours avec un sourire confiant. Sans extravagance, je me présente, montre mon ami, et leur dis que nous serions ravis de nous asseoir avec elles, car nous souhaitions rencontrer des locaux. Elles acceptent avec plaisir et nous invitent à leur table.

Mon ami, qui n'en revient pas, arrive tout sourire. Nous entamons la conversation en demandant des recommandations de voyage et en nous intéressant à leurs vies. Elles nous semblaient ouvertes et curieuses, alors après avoir discuté un moment, nous leur proposons de nous montrer la ville. Elles acceptent volontiers. Nous passons ainsi l'après-midi à explorer Marrakech en leur compagnie. En fin de journée, nous nous asseyons pour boire du thé à la menthe sur une terrasse. (Je te jure, durant ce voyage, j'ai dû boire plus de thé que d'alcool !). Aveuglés par la théine, la nuit tombe et nous rentrons à nos hôtels respectifs, mais pas avant d'échanger nos contacts et de planifier une sortie pour le lendemain matin.

Le lendemain, nous avions prévu une excursion vers des cascades. Nous passons une merveilleuse journée ensemble dans la nature. Entre taxis arnaqueurs et repas hors de prix, nous rions de nos mésaventures. Ce qui comptait, c'était la complicité qui s'installait entre nous.

De retour en ville, mon ami part avec la sœur aînée dans une discothèque. Quant à moi, je propose à la plus jeune de faire une promenade nocturne dans Marrakech. En marchant, je lui avoue mon attirance. Elle me répond qu'elle ressent la même chose, mais qu'en raison des lois locales, nous ne pouvons pas nous rendre ensemble à l'hôtel sans risquer la prison. Je pensais qu'elle exagérait, mais après avoir tenté de l'amener à notre hébergement, je me suis rendu compte qu'elle disait vrai. Heureusement, cela n'a pas entamé notre soirée, et nous avons partagé quelques moments d'intimité dans les ruelles de la médina, sous la lumière de la lune.

Je suis rentré à l'hôtel avec un sourire aux lèvres, fier de ce qui s'était passé. Mon ami, jaloux, n'avait encore rien tenté avec la sœur aînée, mais il suivit mes conseils et le fit plus tard.

Après quelques jours à voyager dans d'autres villes, nous décidons de revoir les deux sœurs. Cette fois, nous les rejoignons dans leur ville natale, Ouarzazate, avec l'idée de partir ensemble pour une excursion dans le désert. Le voyage se fait dans la discrétion, les filles assises à l'avant du bus pour que leur père ne se doute de rien. Dans cette culture musulmane, il n'est pas bien vu que des jeunes femmes voyagent avec des hommes étrangers qu'elles connaissent à peine.

Dans le désert, nous passons une soirée inoubliable, entre balades à dos de chameau, marches dans les dunes et repas autour du feu. Ce soir-là, nous avons pu dormir ensemble, mon ami dans une tente, moi dans une autre, juste à côté. Les sœurs chuchotaient en arabe, et nous riions de leurs échanges, notamment des commentaires de l'aînée sur ce que faisait sa petite sœur.

Sur le chemin du retour, je dois avouer que j'ai versé quelques larmes. Je m'étais beaucoup attaché à cette fille douce et charmante. Nous avons partagé un dernier taxi ensemble, puis elle m'a offert un petit cadeau avant de se dire au revoir.

Nous sommes restés en contact pendant environ un an, échangeant des messages, parlant de nous revoir, mais cela ne s'est jamais produit. Aujourd'hui encore, je pense parfois à elle avec nostalgie, et je souris en repensant à toutes ces aventures vécues ensemble.

La leçon que je tire de cette expérience, et que je veux partager avec toi, c'est qu'avoir le courage de faire le premier pas peut t'amener à vivre des expériences inoubliables. Sans cette initiative de ma part dans ce restaurant, tout cela ne serait jamais arrivé. Alors rappelle-toi : la séduction, lorsqu'elle est menée avec naturel et sincérité, peut t'offrir des moments de vie exceptionnels, des histoires à raconter et des amitiés à entretenir.

ÉVEILLEZ SON DÉSIR SEXUEL

Jusqu'à présent, vous avez appris à repérer les signes subtils d'attirance chez une femme, à initier une conversation, à surmonter le blocage mental, et quelques autres astuces. J'espère que tout cela est bien assimilé, car nous allons maintenant aborder un sujet crucial : comment créer de la tension sexuelle et éveiller le désir sexuel.

Imaginons que le rendez-vous se passe bien. Vous discutez agréablement, et il est clair que l'intérêt est mutuel. Mais à ce stade, vous vous demandez probablement : comment l'inviter chez moi ? Pour cela, il est essentiel d'éveiller son désir sexuel et de créer cette fameuse tension sexuelle dont nous avons tous entendu parler. Mais... comment faire cela exactement ? Laissez-moi vous expliquer.

Prenons un exemple : vous êtes assis dans un bar, discutant avec cette femme pour qui vous avez tant travaillé afin d'obtenir ce rendez-vous. La conversation est fluide, elle vous regarde dans les yeux, et vous ressentez cette alchimie. Vous vous souriez mutuellement, et vous commencez à avoir envie de l'embrasser. Probablement qu'elle ressent la même chose, mais vous hésitez, de peur de paraître trop pressant ou maladroit.

Heureusement, vous avez appris à surmonter le blocage mental et savez que les femmes apprécient l'honnêteté et la clarté. Vous décidez alors de franchir le pas en lui touchant la main. Elle ne la retire pas, au contraire, elle commence même à caresser vos doigts. Vous ressentez une certaine nervosité, mais ne vous inquiétez pas, c'est un excellent signe. Vous vous rapprochez d'elle et remarquez qu'elle est à l'aise en votre présence. Elle est peut-être aussi nerveuse que vous. Puis vous commencez à fixer ses lèvres. Elle s'en rend compte, et presque instinctivement, elle commence à les mordiller, un geste souvent révélateur qu'elle attend quelque chose de plus de votre part.

C'est à ce moment précis que vous devez agir. Vous pouvez l'embrasser directement, ou si vous vous sentez plus à l'aise, vous pouvez lui demander de manière subtile et ingénieuse. Personnellement, j'aime utiliser cette phrase : "Désolé, mais je ne peux pas continuer cette conversation, tes lèvres me distraient trop. Je ne peux pas parler à moins de t'embrasser." Ça fonctionne généralement pour moi, mais l'idéal serait de ne pas simplement me copier. Trouvez vos propres phrases, mais si vous êtes en panne d'inspiration, pourquoi ne pas essayer cette approche ? Avec l'expérience, vous finirez par développer vos propres techniques.

Si cela fonctionne et qu'elle vous embrasse, c'est parfait. Vous avez franchi une étape cruciale dans l'éveil du désir sexuel. À partir de ce moment, il s'agit de maintenir la tension. Continuez à la regarder intensément dans les yeux et les lèvres. Cela ne fera qu'accroître son intérêt. Embrassez-la de temps en temps, mais soyez celui qui met fin au baiser. Ce détail est important, car il vous permet de garder le contrôle sur la situation et de maintenir la tension sexuelle à son maximum.

Un petit conseil ici : en étant celui qui met fin au baiser, vous suscitez un désir supplémentaire chez elle. Si vous l'embrassez en permanence, elle pourrait s'en lasser, et si c'est elle qui met fin au baiser, elle prend le dessus. Vous voulez être celui qui mène le jeu, alors rationnez les baisers.

Après avoir maintenu cette tension pendant un moment, tout en continuant à discuter et à échanger des sourires complices, vous arriverez au moment où la tension atteindra son apogée. C'est alors le moment idéal pour proposer de poursuivre la soirée dans un endroit plus privé : chez vous, chez elle, ou dans un hôtel, selon ce que vous préférez.

Si vous avez bien joué vos cartes, elle acceptera sans difficulté, et vous finirez probablement au lit ensemble. Cependant, il se peut aussi qu'elle préfère attendre. Dans ce cas, ne vous inquiétez pas. Continuez à profiter du moment et essayez de la revoir. La prochaine fois, elle saura déjà quelles sont vos intentions. Si elle accepte de vous revoir, c'est un bon signe.

Le plus important dans ce type de situation est de briser la glace avec un baiser. Le baiser est souvent la première étape pour instaurer une tension sexuelle et une connexion physique. Une fois que vous l'avez embrassée, si vous continuez à bien mener le jeu de la séduction, vous avez de fortes chances de finir par coucher avec elle, car cela signifie qu'elle est déjà attirée sexuellement par vous. (Bien sûr, il existe toujours des exceptions, mais cette règle fonctionne dans la majorité des cas).

Pour clarifier davantage ce processus, je vous propose un guide étape par étape pour éveiller le désir sexuel et augmenter progressivement la tension. Ce format vous permettra de mieux assimiler ce que vous avez appris et vous pourrez le consulter à tout moment pour vous y référer.

Guide pour éveiller son désir sexuel et créer une connexion

• Préliminaires :

Avant tout, assurez-vous qu'il y a une connexion émotionnelle et que le consentement est mutuel. La communication est la clé pour comprendre l'autre personne et lire ses signaux. Comme vous l'avez appris dans les chapitres précédents, soyez attentif.

• Étape 1 : Regard Passionné (Scénario Public)

Commencez par échanger des regards soutenus et des sourires. Lorsque vous croisez son regard, maintenez-le une seconde de plus que d'habitude pour créer une connexion spéciale. Regardez-la dans les yeux, puis déplacez votre regard vers ses lèvres. Répétez ce geste pour augmenter subtilement la tension entre vous.

• Étape 2 : Contact Subtil (Assurer le confort)

Lors de la conversation, touchez subtilement son bras ou sa main, par exemple lorsque vous partagez une anecdote amusante. Ce contact physique léger établit une connexion plus intime. Assurez-vous qu'elle est à l'aise avec ce geste ; si elle ne retire pas sa main ou son bras, c'est un bon signe pour aller plus loin.

• Étape 3 : Jeu de Séduction (Créer une ambiance

ludique)

Intégrez des commentaires légèrement audacieux dans la conversation pour instaurer une complicité. Utilisez l'humour et votre intelligence émotionnelle pour capter ses réactions. Complimentez subtilement ses lèvres, la couleur de ses yeux ou tout ce que vous trouvez attirant chez elle. Cela enverra un message clair tout en restant séduisant et créera davantage de tension.

· Étape 4 : L'Heure du Baiser (Transition vers le désir)

Quand la tension est palpable, rapprochez-vous pour lui donner un baiser. Commencez doucement et évaluez sa réaction. Les baisers sont essentiels pour intensifier la connexion. Si vous ne vous sentez pas à l'aise de vous lancer, vous pouvez toujours lui demander de manière ingénieuse comme expliqué plus haut.

· Étape 5 : Transition vers un environnement intime (Scénario privé)

Proposez de continuer la soirée dans un endroit plus privé. Cela peut être chez vous ou dans un lieu tranquille. Cette transition facilitera l'intimité. Si elle préfère prendre son temps, respectez cela, tout en poursuivant sur cette voie lors de vos futurs rendez-vous.

· Étape 6 : Explorer son corps intimement (Éveiller le désir physique)

À mesure que l'interaction devient plus intime, explorez doucement son corps à travers des caresses et des gestes tendres. Touchez subtilement ses bras, jambes, dos, voire ses fesses et sa poitrine sans aller directement vers des zones plus intimes. Cela permettra d'éveiller son désir progressivement.

• **Étape 7 : Communication continue** (Attention aux signaux)

Tout au long du processus, la communication est essentielle. Assurez-vous que vous êtes tous les deux à l'aise pour avancer. Posez des questions, soyez attentif aux signaux qu'elle vous envoie, et respectez toujours ses limites. Chaque personne étant différente, adaptez-vous à ses réactions.

• **Étape 8 : Intensification des baisers** (En route vers le lit)

Vous voilà dans un lieu privé. À ce moment, intensifiez les baisers et les caresses, faisant monter le désir. Créez une atmosphère où le désir est réciproque. Vous pouvez désormais explorer son corps de façon plus intime.

• **Étape 9 : Moment intime** (Entrée au lit)

Lorsque vous vous sentez prêts, passez naturellement au lit. Cette transition doit être fluide et basée sur un désir partagé. Assurez-vous que tout est consenti et que l'atmosphère reste agréable. Si

nécessaire, détendez l'atmosphère avec une bois-
son ou une discussion légère.

- **Étape 10 : Moment de plaisir** (Votre moment)

À ce stade, c'est à vous de jouer. Mon conseil :
assurez-vous que votre partenaire prenne autant
de plaisir que vous. Si possible, discutez à l'avance
de ce que vous aimez au lit pour éviter les sur-
prises. Essayez de créer une expérience mémorable
pour elle, cela garantira un prochain rendez-vous
si vous le souhaitez. N'oubliez pas : l'essentiel est de
profiter ensemble.

Voici une petite anecdote personnelle pour illustrer tout cela clairement et dissiper tout doute.
Il y a environ un mois, j'ai eu un rendez-vous avec
une fille que j'avais rencontrée sur une application
de rencontres, spécifiquement Bumble. C'était une
fille vénézuélienne, brune et plutôt mignonne. En
discutant avec elle sur WhatsApp, elle m'a posé
la question typique de savoir ce que je cherchais
sur l'application. Elle a insisté sur le fait qu'elle ne
cherchait pas de relations sexuelles et qu'elle voulait simplement rencontrer des gens. J'ai trouvé
cela acceptable et j'ai accepté l'accord. (Parfois,
elles disent cela juste pour écarter les pervers qui
ne cherchent que du sexe sans aucune subtilité.)

Nous nous sommes rencontrés dans un petit
centre commercial, à mi-chemin entre nos mai-
sons respectives. Après s'être présentés, nous
avons décidé d'aller prendre quelque chose dans

un bar à proximité. J'étais plutôt détendu, car je n'avais pas d'attentes spécifiques pour ce rendez-vous, c'était juste une opportunité de la rencontrer et de voir comment ça se passait. Je n'avais pas grand-chose de prévu cet après-midi-là, donc c'était un plan agréable.

De manière instinctive, je la regardais intensément dans les yeux, tout en jetant des coups d'œil à ses lèvres charnues qui attiraient mon attention. À vrai dire, je parlais de manière tout à fait normale et je n'avais pas l'intention de la séduire immédiatement (enfin, peut-être que si, car parfois, j'aime séduire pour le simple plaisir de le faire).

Le fait est qu'elle a commencé à être un peu mal à l'aise, sans que je dise quoi que ce soit de particulier. Elle m'a fait remarquer que mon regard était très intense et que, même si je paraissais être un gentil garçon, elle sentait que j'étais un séducteur et un dragueur. Elle était convaincue que je sortais probablement avec beaucoup de femmes. Une phrase qu'elle a dite m'a marqué, car elle était probablement vraie. Je cite : "D'après mon expérience, ceux qui parlent le plus de sexe, qui sont arrogants et se vantent sont souvent ceux qui en font le moins et sont généralement des branleurs. Par contre, toi, tu es calme, tu as l'air d'une bonne personne, tu es sûr de toi et tu as un regard intense. Je parie donc que tu es un séducteur, car ceux qui semblent bons sont souvent les pires." (Elle n'avait pas tort.) Je lui ai répondu en riant que je n'étais qu'un timide un peu geek.

Comme tu peux le constater, elle m'avait cerné, mais cela peut parfois être un avantage, car cela attise encore plus l'intérêt. Être perçu comme un homme sûr de lui et attirant pour d'autres femmes peut rendre une femme curieuse de savoir ce qui te rend si spécial. C'est exactement ce qui s'est passé ici, comme cela se produit souvent. J'essaie toujours d'être honnête et naturel dans mes interactions.

Pour en revenir à l'histoire, après qu'elle m'ait dit tout cela, le bar allait fermer et nous avons décidé de nous rendre à un autre endroit, plus précisément aux 100 Montaditos, car c'était un mercredi et il y avait des promotions pour dîner à prix réduit.

Nous étions assis l'un en face de l'autre, et je continuais à la regarder comme j'en ai l'habitude. Cependant, elle restait mal à l'aise, me demandant encore d'arrêter de la fixer ainsi car cela la rendait nerveuse. Cela me faisait sourire, alors je l'ai encore plus regardée intensément, en lui faisant des clins d'œil et en lui touchant doucement la main de temps en temps, pour augmenter la tension sexuelle et voir si elle réagissait favorablement.

Bien sûr, cela a fonctionné. Je lui ai gentiment demandé de se rapprocher de moi, ce qu'elle a fait. Tout en continuant à parler et à maintenir le contact visuel, j'ai posé ma main sur sa jambe, ce qui l'a rendue encore plus nerveuse. Elle voulait que je l'embrasse, mais je n'avais pas l'intention de le faire tout de suite. Mon objectif était de continuer à augmenter la tension sexuelle en jouant avec les regards, les caresses et les sourires espiègles. Nous avons également entamé une conversation plus intime, parlant de nos expériences sexuelles passées et de nos préférences au lit.

Finalement, je l'ai embrassée, ce qu'elle a accueilli avec enthousiasme. J'ai appliqué la technique dont je t'ai parlé plus tôt : je l'embrassais, puis je cessais de l'embrasser, tout en continuant à la caresser pour éveiller encore plus son désir. Elle est allée jusqu'à me demander à quoi ressemblait mon pénis, et je lui ai répondu : "Tu peux vérifier toi-même si tu veux." J'ai donc posé sa main là-bas pendant que nous continuions à nous embrasser. Je ne vais pas entrer dans les détails, car ce n'est pas un livre érotique, mais tu comprends l'idée.

Finalement, je lui ai proposé d'aller dans un endroit plus intime, en l'occurrence chez elle, car je vis temporairement chez mes parents. (Un peu contraignant, mais bon, je m'amuse quand même.) Étonnamment, elle a refusé, disant qu'elle ne voulait pas aller trop vite car elle ne couchait pas avec n'importe qui. J'ai insisté un peu, mais elle a maintenu son refus. Nous nous sommes donc dit au revoir après un baiser et chacun est rentré chez soi.

Nous nous sommes revus une autre fois. Il y

avait encore cette même tension sexuelle, avec plus de baisers et de caresses, mais elle ne voulait toujours pas que j'aille chez elle. J'espère que la troisième fois sera la bonne.

Comme tu peux le voir, il y avait clairement une forte tension sexuelle entre nous. J'ai même été surpris, car j'ai eu des relations avec moins de tension, et pourtant, nous n'avons pas fini au lit ensemble cette fois. Cela prouve que chaque personne est différente et que, parfois, malgré la tension, cela ne se termine pas toujours comme on pourrait s'y attendre. Mais j'ai tout de même passé un bon moment et j'ai bien ri. J'espère que la troisième fois sera la bonne.

Encore une fois, comme je te l'ai déjà dit, la séduction n'est pas une science exacte, il y a de nombreuses variables et facteurs qui peuvent faire échouer ce qui semblait une victoire acquise, ou l'inverse. Il faut donc toujours être prêt à un changement inattendu de direction.

J'espère que ce chapitre t'a été utile et que tu as appris quelque chose, à la fois avec la théorie et l'anecdote personnelle. Pour ma part, je m'arrête ici pour aujourd'hui, je vais boire une bière avec un ami, et qui sait, peut-être retrouver une amie ce soir.

NE TE LAISSE PAS ENTRAÎNER PAR LE GROUPE !

Dans ce chapitre, je veux me concentrer sur une situation hypothétique, mais qui se présente assez souvent : tu te retrouves dans un contexte de groupe où les autres ne sont pas sur la même longueur d'onde que toi et ne veulent pas suivre ton jeu. Imaginons que tu sois avec un groupe d'amis, tu as envie de flirter, mais eux non, peut-être parce qu'ils ont une petite amie ou simplement parce qu'ils n'ont pas la même motivation. Pourtant, tu as vraiment envie de rencontrer quelqu'un de nouveau, et tu ne veux pas te laisser influencer par la dynamique du groupe, car tu as déjà appris que suivre le groupe, c'est ce que font les moutons. J'espère que tu as déjà décidé de ne pas en faire partie.

Je comprends que cette situation puisse être un peu frustrante. Tu veux t'amuser, mais le reste du groupe est dans un autre état d'esprit, et cela peut te démotiver et t'empêcher de séduire à cause de la pression du groupe. Ce serait une erreur à mon avis. Je te parle de cela, car c'est un scénario que j'ai vécu personnellement, et cela peut arriver à tout le monde. Parfois, c'est frustrant de se retrouver dans cette position.

Alors, comment résoudre cela ? Très simple. Soit tu te démarques et tu joues ta propre partie, ce qui n'est pas une mauvaise option du tout. J'ai déjà donné des exemples de comment agir seul dans des chapitres précédents. Soit, tu profites d'être en groupe et tu essaies d'intégrer d'autres personnes, tirant avantage du confort d'être entouré pour apparaître plus sociable. En faisant cela, tu passeras pour un gars sympa et extraverti, celui qui cherche à rencontrer des gens et à s'amuser, ce qui attirera l'attention. De plus, cela créera indirectement plus de confiance, car être en groupe détend toujours les tensions et rend plus accessible aux yeux des autres.

Cela s'explique par notre nature humaine, car en tant qu'êtres sociaux, nous aimons généralement la compagnie de personnes agréables. Profiter de cette dynamique pour la séduction est une excellente stratégie. Cela te permet d'utiliser le groupe à ton avantage et d'attirer l'attention de celle qui t'intéresse dès le premier regard.

Je vais te donner un exemple pour que tout soit plus clair. Il y a quelques années, lors d'un voyage en solitaire en Thaïlande, j'ai passé une soirée avec un groupe de couples allemands très sympas que j'avais rencontrés le même jour à l'auberge. J'étais le seul célibataire, donc le seul à vouloir flirter et rencontrer de nouvelles personnes. Évidemment, cela ne leur traversait pas l'esprit, car ils étaient bien tranquilles avec leurs partenaires respectifs.

Nous prenions un verre dans un bar thaïlandais et jouions à UNO. Nous parlions de nos voyages, de nos aventures et de la vie en général. À un moment, j'avais envie de socialiser avec d'autres personnes (et de flirter, bien sûr). J'ai donc utilisé la dynamique sociale dans laquelle je me trouvais pour la tourner à mon avantage. À une table voisine, il y avait un petit groupe de trois Thaïlandaises qui discutaient entre elles en prenant des cocktails. J'ai remarqué qu'elles nous regardaient de temps en temps, intriguées par nos rires et nos conversations. J'ai donc saisi l'occasion et je les ai invitées à se joindre à notre jeu.

Les couples allemands ont trouvé l'idée géniale, tout comme les Thaïlandaises, qui ont accepté de se joindre à nous. Honnêtement, il aurait été bizarre qu'elles refusent, car presque tout le monde aime socialiser, surtout quand c'est fait de manière amicale.

Nous avons donc regroupé les tables, et les deux groupes se sont mélangés, jouant ensemble et partageant des anecdotes. Je n'avais pas d'objectif précis à ce moment-là, je voulais simplement passer un bon moment avec tout le monde. Mais en étant celui qui avait créé cette interaction et en me montrant détendu, je suis devenu naturellement le centre d'attention. Mon attitude agréable et ma spontanéité ont contribué à instaurer la confiance entre les deux groupes.

Au fur et à mesure que la soirée avançait, les discussions de groupe ont laissé place à des conversations plus individuelles. Une des Thaïlandaises m'a particulièrement attiré, alors j'ai commencé à me concentrer sur elle, en engageant des conversations plus privées pour créer un lien. Mon objectif était de la séduire, et cela a bien fonctionné. Pendant que nous parlions, une chanson que j'aimais est passée, et j'ai profité de l'occasion pour l'inviter à danser. L'ambiance était détendue, et elle a accepté sans hésitation.

Pendant que nous dansions, il y avait clairement une alchimie entre nous. Nos regards, nos sourires et le contact physique créaient une tension agréable. À un moment donné, je l'ai embrassée, et elle a répondu positivement. Nous avons échangé quelques baisers avant de retourner vers le groupe. La soirée s'est poursuivie ainsi, et à la fin, j'ai profité du moment pour lui proposer de passer un peu de temps en privé à mon hôtel. Elle a accepté avec enthousiasme, et nous avons passé une belle nuit ensemble.

Le lendemain matin, nous avons pris un petit déjeuner ensemble, et elle m'a fait découvrir un peu la ville, ce qui est toujours génial avec quelqu'un du coin. Nous nous sommes revus quelques fois avant que je ne continue mon voyage en solitaire. J'aurais pu rester plus longtemps, mais j'avais envie de découvrir de nouvelles destinations, notamment Pai, une ville plus au nord où j'ai vécu d'autres aventures, mais cela est une autre histoire.

Comme tu peux le voir, ces situations où tu te retrouves en groupe offrent une excellente opportunité pour flirter et rencontrer de nouvelles personnes. Le fait d'être dans un groupe te permet de socialiser naturellement, de briser la glace plus facilement et d'attirer l'attention sans paraître trop direct ou pressé. Cela te donne aussi l'avantage que tes amis ne seront pas en concurrence avec toi, car ils ne sont pas intéressés à flirter, ce qui te laisse le champ libre pour séduire tranquillement.

Cet exemple est une de mes expériences personnelles, mais tu peux l'adapter à d'autres situations similaires. Même si tes amis sont également dans le même état d'esprit que toi, cette stratégie peut encore fonctionner. L'essentiel est de rester détendu, d'être toi-même et de toujours chercher à t'amuser, car c'est généralement ce qui attire le plus les autres et rend le processus de séduction plus fluide.

RÉSUMÉ DES TECHNIQUES DE FLIRT

CHAPITRE XIX

Dans ce chapitre, je vais aborder une série de techniques ou stratégies que j'ai développées au fil des ans, tirées de mon expérience dans le domaine de la séduction. Il ne s'agit pas de méthodes rigides, mais plutôt de situations courantes de la vie quotidienne que vous pouvez exploiter pour séduire et atteindre votre objectif : attirer cette personne qui a capté votre attention. J'ai jugé utile de les partager avec vous, car il est fort probable qu'à un moment donné, vous vous retrouverez dans une situation similaire, et ces idées pourraient vous être utiles. Alors, commençons !

La technique de l'Anaconda

Je vais vous mettre en situation : l'anaconda est un animal massif, incapable de surprendre ses proies à cause de son imposante stature. S'il tentait de les attraper par surprise, elles fuiraient aussitôt, et il mourrait de faim. Alors, quelle est sa stratégie pour se nourrir ? Elle est simple : l'anaconda se cache près de l'eau, parfois pendant des jours sans manger, attendant patiemment qu'un animal vienne s'abreuver. Il reste dissimulé, calme, sans attirer l'attention. Quand l'animal se penche pour boire, l'anaconda surgit et... se fait un bon repas. Ensuite, il se déplace pour trouver un autre endroit où il pourra répéter la même stratégie.

Vous vous demandez sûrement : "Quel rapport avec la séduction ?" Je vais vous l'expliquer. En résumé, il s'agit d'être au bon endroit au bon moment. Par exemple, imaginez que vous lisez un livre dans un parc et qu'une femme attirante passe devant vous. Vous pouvez agir comme l'anaconda : profiter de l'instant pour faire une rencontre, ou laisser passer l'occasion. Autre exemple : vous sortez seul en soirée, dans un bar ou une rue animée. Un groupe attire votre attention. Encore une fois, c'est à vous de choisir : agirez-vous ou resterez-vous en retrait ? Et si vous êtes dans une boîte de nuit, un peu nerveux, mais que vous gardez une attitude détendue, votre chanson préférée passe, et vous remarquez une femme qui vous regarde et sourit. Que ferez-vous ? Allez-vous lui parler ou la laisser partir avec quelqu'un d'autre ? Si vous décidez d'agir dans l'une de ces situations, vous utilisez ce que j'appelle la technique de l'Anaconda.

Appliquée aux humains, cette technique consiste à saisir les opportunités que la vie vous offre pour rencontrer des gens, en étant présent au bon moment et au bon endroit. Ce n'est pas une simple chance, c'est une forme de stratégie. En observant attentivement, vous pouvez deviner où les gens se trouvent : sur la place centrale de votre ville, dans le bar branché, au parc, à la plage, à l'aéroport, dans les transports en commun, ou tout autre lieu social. L'important est de vous rendre seul dans ces lieux propices aux rencontres, de rester ouvert et d'utiliser la technique de l'Anaconda à votre avantage. Cela vous permettra de développer votre confiance en vous, de vous exposer à des situations inconfortables, et d'améliorer vos compétences sociales tout en rencontrant des personnes uniques.

La Technique de la "Porte"

Celle-ci est plutôt intuitive, mais je vais quand même vous l'expliquer. Imaginons que vous soyez avec un ami, vous avez dansé, passé un bon moment, et même rencontré un groupe de filles intéressantes. Malheureusement, elles ont dû partir plus tôt que prévu. Puis, soudain, vous réalisez que le club où vous vous trouvez va bientôt fermer ses portes. Vous commencez à ressentir une certaine nervosité, pensant que vous rentrerez seul, et cela ne vous enchante pas vraiment. Ne vous inquiétez pas, c'est ici que la technique de la "Porte" entre en jeu — une stratégie aussi vieille que le monde.

Vous l'avez peut-être déjà remarqué : quand une soirée se termine, il y a toujours un groupe de personnes qui traîne dehors à discuter. Certaines cherchent un nouveau plan, d'autres attendent que l'ivresse retombe, ou simplement, elles passent le temps. C'est là que réside votre opportunité.

Imaginez que juste à l'extérieur, il y a un petit groupe de deux filles qui viennent de sortir du club, elles allument une cigarette et restent discuter un moment. Vous êtes là, avec votre ami, finissant tranquillement votre dernier verre tout en échangeant quelques mots.

Que feriez-vous ? Iriez-vous leur parler pour proposer un nouveau plan ou simplement engager la conversation ? Ou resteriez-vous à observer de loin sans rien dire ? Personnellement, j'opterais pour la première option, mais c'est à vous de décider.

Cette situation, que j'appelle pour rire "la technique de la Porte", peut parfois fonctionner à merveille. Si l'on analyse les comportements humains, on constate que lorsque la fête se termine, beaucoup ont encore envie de prolonger la soirée, que ce soit sous l'effet de l'alcool, de l'enthousiasme ou des drogues. Donc, si vous êtes observateur et suffisamment audacieux, vous pouvez aborder ce groupe qui vous a attiré l'œil, proposer un plan alternatif, discuter pour apprendre à vous connaître, et peut-être même vous diriger ailleurs.

Si cela marche, vous pourriez bien terminer la soirée en beauté. Si ce n'est pas le cas, vous aurez tout de même passé un bon moment. Dans tous les cas, vous n'avez rien à perdre et beaucoup à gagner. Alors, la prochaine fois que vous sortirez, pensez à la technique de la "Porte".

La technique de l'Araignée Sauteuse (Flirt)

Je vais te mettre en situation. L'autre jour, je regardais un documentaire sur les animaux sur Netflix. J'aime souvent regarder ce genre de documentaires, car je trouve que certains comportements du règne animal sont tout à fait applicables à l'être humain. Après tout, nous restons des animaux, certes plus évolués, mais issus du même monde. Il existe donc des similitudes de comportements et de schémas entre les humains et les animaux, voire dans ce cas, entre les humains et les arthropodes.

Je vais te parler de cette araignée très particulière. Elle est de petite taille, mais les mâles arborent des couleurs vives, alors que les femelles sont plutôt grises et discrètes. Lorsque la saison des amours arrive, c'est au mâle de capter l'attention de la femelle (cela te rappelle quelque chose, n'est-ce pas ?). Pour attirer son attention, le mâle exécute une danse très originale et fascinante, avec des acrobaties, des sauts impressionnants, et il montre fièrement ses couleurs éclatantes. Pendant ce temps, la femelle reste immobile, l'observe, analyse sa performance et finit par choisir le mâle qui danse le mieux et qui retient le plus son attention. Mais attention, si un mâle s'approche sans y être invité, il risque d'être mangé par la femelle. Quel danger ! Heureusement que ce n'est pas notre cas. Pour nous, au pire, on se fait simplement rejeter, ce qui n'est pas si grave quand on compare avec le sort de ces pauvres araignées.

Comme tu peux le constater, ce comportement se transpose assez bien chez nous, les humains, en particulier chez les hommes. Il s'agit de savoir comment s'habiller, comment se déplacer, comment être élégant et sûr de soi. C'est également une question de savoir agir de manière à se démarquer des autres. Cela peut passer par ton éloquence, ta sympathie, ton apparence, ton ingéniosité ou ton intelligence. À toi de découvrir tes points forts et de les faire ressortir.

L'idée est toujours la même : capter l'attention. Car si tu ne le fais pas, tu pourras toujours te consoler en te disant que, contrairement à cette araignée, tu n'auras pas été mangé. Mais dans tous les cas, personne n'aime finir la soirée seul.

La Technique des Amies de Celle qui Sort avec ton Ami

C'est plutôt un conseil stratégique, au cas où tu ne l'aurais pas déjà envisagé. Je vais te mettre en situation. Imagine qu'un de tes amis ait rencontré une fille récemment lors d'une sortie avec toi, et qu'il ait déjà eu quelques rendez-vous avec elle. Peut-être serait-il judicieux de lui suggérer d'inviter son rendez-vous à venir accompagnée d'une ou plusieurs de ses amies la prochaine fois qu'ils se voient. Ainsi, tu te retrouveras dans un environnement convivial, entouré de ton ami, de sa relation, et possiblement de quelques autres connaissances à toi, tout en étant présenté à de nouvelles personnes, comme ces amies.

C'est une excellente manière de flirter et de rencontrer de nouvelles personnes dans un cadre détendu. Lorsque ton ami a un rendez-vous avec cette fille, si elle amène des amies, l'ambiance sera plus relaxée, il n'y aura pas autant de pression, et l'amie qu'elle aura invitée aura déjà une idée de la dynamique, ce qui rendra les échanges plus naturels.

Cela peut sembler anodin, mais c'est une technique assez efficace, car, comme en trading, ici tu utilises l'effet de levier : tu capitalises sur la connexion de ton ami pour maximiser les chances d'avoir un "double rendez-vous".

Et n'oublie pas que cela fonctionne dans les deux sens. Tu peux être celui qui joue le rôle de l'ami généreux, en organisant un rendez-vous pour un de tes potes qui galère à rencontrer des femmes. Cela pourrait aboutir à une situation gagnant-gagnant pour vous deux.

La Technique de la Rue

Cette technique s'inscrit dans la même logique que celle de l'anaconda, avec cependant quelques différences. Comme son nom l'indique, elle concerne les interactions dans la rue.

Elle peut être appliquée que tu sois seul ou accompagné d'un ami. C'est une approche assez simple : il s'agit d'être présent dans la rue, là où il y a du mouvement. Imaginons que tu habites un quartier où les gens aiment se promener, prendre un verre en terrasse, ou simplement flâner. Ce type d'environnement est idéal pour engager des conversations spontanées.

En tant que séducteur en devenir, tu devrais simplement profiter de cette dynamique sociale. L'objectif est de t'immerger dans cet espace public animé et d'oser interagir avec les personnes que tu trouves intéressantes. Cela te permet non seulement de faire des rencontres potentiellement enrichissantes, mais aussi de pratiquer tes compétences sociales. Plus tu t'exposes à ces situations, plus tu gagnes en assurance et en expérience.

Alors, la prochaine fois que tu t'ennuies chez toi, prends l'initiative. Sors dans un quartier animé de ta ville, promène-toi, et surtout, n'hésite pas à engager la conversation avec des inconnus. Que tu choisisses d'y aller seul ou avec un ami, c'est à toi de voir. Mais à mon avis, il est bénéfique de sortir seul de temps en temps. Cela te permet de renforcer ta confiance en toi et de mettre à l'épreuve tes capacités sociales dans un cadre plus stimulant.

La Technique de la Discothèque Ambiante

Mais Giovanni, que dis-tu là ? Oui, tu as bien entendu, je parle de "discothèque ambiante". Laisse-moi t'expliquer.

Premièrement, si tu es bien à l'aise avec ta sexualité, tu ne devrais pas te soucier d'être dans un tel endroit, car ton objectif ne sera pas de draguer un homme, mais bien de rencontrer des femmes.

Deuxièmement, je te partage cela par expérience personnelle. Il ne s'agit pas d'un secret, mais peut-être que tu n'en étais pas conscient : il est tout à fait possible de séduire une femme dans une discothèque de ce type, et parfois, cela peut même rendre les choses plus faciles.

Pourquoi ? Très simple. Dans une discothèque ambiante, la plupart des femmes se sentent plus détendues, car elles savent que les hommes présents sont, en général, intéressés par d'autres hommes et ne cherchent pas à les draguer. Cela rend les femmes plus ouvertes à des conversations sans arrière-pensée immédiate. Elles se sentiront moins sur la défensive, car elles ne s'attendent pas à être abordées de manière insistante.

Cela te donne un avantage, car en plus de la surprendre, elle se demandera sûrement ce qu'un homme hétérosexuel fait là. Cela attisera sa curiosité, elle te verra comme quelqu'un ayant l'esprit ouvert, peu influencé par les normes sociales traditionnelles, et elle percevra également ta confiance en toi, ce qui est toujours attirant.

Si tu joues bien tes cartes, une discothèque ambiante peut se révéler être un excellent endroit pour rencontrer des femmes et les séduire. Personnellement, à chaque fois que j'ai mis les pieds dans une de ces discothèques, j'ai toujours fini par draguer, pour toutes les raisons que je viens de te donner.

En fait, ma dernière expérience s'est déroulée il y a quelques jours lors d'un voyage à Londres. J'étais dans un club de ce genre et j'ai littéralement entendu une fille me dire qu'elle ne s'attendait pas du tout à être draguée dans cet endroit. Elle m'a même confié qu'elle venait dans ce type de discothèques précisément pour éviter les hommes insistants. Pourtant, elle a trouvé que j'étais différent et a été attirée par ma manière d'être. Pour l'anecdote, je l'ai rencontrée un vendredi et nous nous sommes revus plusieurs fois jusqu'à ce que je quitte Londres le mardi suivant. Peut-être que je raconterai cette histoire en détail plus tard, ou dans un autre livre.

Mon conseil : essaie de te rendre dans une discothèque ambiante et observe ce qu'il se passe. N'oublie pas de parler aux femmes, car sinon, il ne se passera rien ! Peut-être qu'un homme viendra t'aborder aussi, et qui sait, cela pourrait même renforcer ta confiance en toi. Après tout, nous aimons

tous plaire. L'essentiel, c'est de te lancer et de voir
où cela te mène.

LA SÉDUCTION AU QUOTIDIEN

CHAPITRE XX

Maintenant que tu arrives à la fin, je peux déjà t'appeler Maître Séducteur. Alors, maître, il te reste un dernier effort pour obtenir ce titre tant convoité : intégrer la séduction dans ton quotidien, non seulement pour séduire une femme, mais dans tous les aspects de ta vie.

Permets-moi de m'expliquer plus en détail. La séduction est un art, une science. Elle consiste à obtenir ce que tu veux et ce qui est bénéfique pour toi dans n'importe quelle situation. Que ce soit pour séduire, conclure une vente, convaincre un ami de partir en voyage, montrer ta confiance lors d'un entretien d'embauche ou simplement être perçu comme une personne sûre d'elle et charismatique, la séduction est un atout majeur.

Sachant cela, voici un résumé des différentes façons dont tu peux appliquer la séduction dans chaque domaine de ta vie quotidienne.

Séduction Sociale : Connexion Naturelle

La **séduction sociale** repose sur la capacité de créer des connexions authentiques avec les personnes qui t'entourent au quotidien, que ce soit lors d'événements sociaux, de réunions familiales ou de sorties. Il s'agit de comprendre le langage corporel des autres et de faire une analyse superficielle des personnes pour te mettre dans une meilleure position. En anticipant leurs réactions, tu gagnes du respect et tires toujours le meilleur du groupe. L'objectif est de connaître les gens, de savoir ce qu'ils peuvent t'apporter et comment tu peux les influencer, sans te laisser exploiter.

Principes clés :

Ouverture et Authenticité : Sois naturel dans tes interactions, montre un intérêt sincère pour les autres. Cela te positionnera comme une personne de grande valeur, respectée et plus susceptible de recevoir des services ou des faveurs.

Empathie et Écoute Active : Comprends les émotions des autres, montre que ce qu'ils disent te touche, tout en exprimant fermement ton point de vue sans te laisser influencer.

Communication Non Verbale : Utilise un langage corporel qui dégage de la confiance et de l'ouverture. Analyse aussi le langage corporel des autres pour comprendre leurs intentions et adapter ton approche.

Exemple Pratique : Imagine que tu es à une fête. Plutôt que de chercher à impressionner en parlant de toi, tu choisis d'écouter les autres et de partager des histoires authentiques. Cela crée des connexions sincères et attire naturellement l'attention vers toi.

Exercice : Lors de ton prochain événement social, concentre-toi sur l'écoute des autres tout en partageant quelques histoires personnelles.

Objectif : Créer des connexions plus authentiques et durables avec les autres.

Séduction au Travail : Se Faire Remarquer Professionnellement

La **séduction au travail** ne consiste pas à manipuler, mais à mettre en valeur tes compétences et ta personnalité de manière à devenir mémorable et respecté dans l'environnement professionnel. L'objectif est d'être perçu comme quelqu'un de fiable, confiant et compétent. Ainsi, tu seras considéré par les autres comme une personne à admirer, ce qui facilitera indirectement ton parcours professionnel.

Principes clés :

Communication Assertive : Exprime clairement tes idées avec assurance, sans te laisser influencer par les opinions des autres. Sois respectueux, mais ferme dans tes prises de position, tout en écoutant et en respectant les perspectives de tes collègues.

Empathie Professionnelle : Comprends les points de vue de tes collègues et supérieurs, mais ne te compromets pas. Exprime tes idées de manière respectueuse, même si elles diffèrent. Cela te permettra de gagner leur respect tout en affirmant ta personnalité.

Présentation Impactante : Fais-toi remarquer

non seulement par la qualité de ton travail, mais aussi par la manière dont tu interagis avec tes collègues. Prends le temps de connaître leur nom, pose-leur des questions sur leur quotidien, leur week-end, montre un intérêt réel. Cet effort renforce les relations et suscite l'estime.

Exemple Pratique : Lors d'une réunion, choisis soigneusement tes mots pour exprimer tes idées de manière concise et percutante. Non seulement cela te rendra plus visible, mais cela renforcera aussi ta réputation d'excellent communicateur.

Exercice : Montre de l'intérêt pour ceux qui t'entourent au travail. Apprends les noms de tes collègues, demande-leur comment se passe leur journée, et montre-toi chaleureux et bienveillant. En établissant ce type de lien, tu créeras une atmosphère plus favorable et amélioreras ta position au sein de l'équipe.

Objectif : Te faire remarquer positivement non seulement par ton travail, mais aussi par la qualité de tes interactions et ta manière d'être au quotidien.

<u>Séduction dans les Ventes :
Persuasion Axée sur le Client</u>

La **séduction dans les ventes** repose sur une approche empathique, en comprenant les besoins du client, en le persuadant de manière éthique et en lui offrant un service ou un produit adapté à ses attentes. Il ne s'agit pas simplement de vendre, mais de construire des relations authentiques et de s'intéresser sincèrement aux clients potentiels.

<u>Principes clés :</u>

Empathie envers le Client : Apprends à connaître les préoccupations et les besoins de ton client. Plus tu le connais, plus il te sera facile de lui proposer une solution adaptée. Montre un intérêt sincère en apprenant son nom, en lui posant des questions sur sa vie, sa famille, ou sa carrière. L'objectif est de créer une connexion humaine pour établir la confiance.

Langage Persuasif : Adapte ton langage à celui du client. Utilise des mots et un ton qui résonnent avec ses préférences et ses attentes. En t'alignant sur sa manière de parler et ses goûts, tu augmenteras les chances de le persuader de manière naturelle et authentique. La persuasion devient alors un jeu de séduction professionnelle plutôt qu'une simple manipulation.

Négociation Gagnant-Gagnant : Trouve toujours des solutions qui bénéficient aux deux parties. Le client doit sentir qu'il fait une bonne affaire, tout comme toi. Cela ne se limite pas aux ventes, mais s'applique à de nombreuses situations de négociation.

Exemple Pratique : Si tu travailles dans les ventes, commence chaque interaction en écoutant activement ton client. Identifie ses besoins avant de lui proposer un produit ou service. En montrant que tu comprends ses attentes, tu facilites non seulement la vente, mais tu crées aussi une relation durable avec lui.

Exercice : Mets-toi dans la peau d'un client potentiel pour ton propre produit ou service. Imagine ses préoccupations, ses attentes, et ses besoins. Analyse comment ton produit pourrait répondre à ces attentes. Cela t'aidera à mieux comprendre les objections et à préparer des réponses efficaces.

Objectif : Adapter ta méthode de vente pour répondre efficacement aux besoins spécifiques de chaque client, tout en renforçant ta capacité à créer des relations solides et à long terme.

Séduction au Quotidien : Transformer les Situations Courantes

La **séduction au quotidien** consiste à intégrer des principes séduisants dans votre routine, vous permettant ainsi d'améliorer vos interactions et de transformer des situations ordinaires en opportunités de création de valeur. Cela peut se produire n'importe où : lors de vos courses, en faisant du sport, en voyageant, ou dans toute autre situation courante.

Principes clés :

Communication Positive : Transmettre des messages optimistes et irradier une énergie positive en toutes circonstances. Les gens sont naturellement attirés par ceux qui dégagent de la joie et de la confiance. En adoptant cette attitude, vous susciterez l'estime et l'affection des autres, et ils voudront passer plus de temps avec vous.

Confiance Personnelle : La confiance est l'un des fondements essentiels de la séduction. Que ce soit dans votre langage ou votre comportement, la confiance en vous est ce qui fait de vous une personne attrayante dans chaque interaction quotidienne.

Adaptabilité : Comme le caméléon qui s'adapte à son environnement, vous devez être flexible face aux diverses situations qui se présentent à vous. Cela signifie tirer le meilleur parti des contextes à la fois confortables et inconfortables. La clé est d'ajuster votre comportement de manière à toujours garder un contrôle positif sur la situation.

Exemple Pratique : Adoptez une attitude positive chaque jour, peu importe les circonstances. Que ce soit au travail, en famille, ou avec des amis, cette attitude améliorera non seulement vos relations, mais vous rendra aussi plus attrayant aux yeux de ceux qui vous entourent.

Exercice : Pendant une semaine, faites un effort conscient pour aborder toutes les situations avec une attitude positive et confiante. Observez comment les autres réagissent et la manière dont cela influence vos interactions.

Objectif : Créer une atmosphère plus optimiste autour de vous tout en améliorant la qualité de vos relations.

Le but de ce chapitre est de vous montrer que la séduction ne se limite pas à séduire les femmes, mais qu'elle s'applique à tous les aspects de la vie. En intégrant cette vision de la séduction au quotidien, vous développerez des relations plus solides et vous serez perçu comme une personne de grande valeur et respectée. La séduction dans la vie quotidienne permet d'optimiser vos interactions, d'atteindre vos objectifs personnels et professionnels, et d'obtenir davantage de soutien et de reconnaissance de ceux qui vous entourent.

LE DANGER DE L'ADDICTION À LA SÉDUCTION

CHAPITRE XXI

Cher lecteur, tu as bien lu : la séduction peut devenir une véritable addiction, et il est important de faire attention à cela. Lorsque tu commences à réussir dans le domaine de la séduction et à attirer l'attention des femmes, il est facile de vouloir plus, au point de devenir insatisfait et d'en chercher toujours davantage.

Ce que je veux dire, c'est que la séduction peut vite consommer une grande partie de ton temps et de ton énergie. Si tu n'y fais pas attention, tu pourrais négliger des aspects importants de ta vie, comme ton travail, tes relations amicales ou même tes propres passions. Je parle d'expérience. Il est important de rester vigilant et conscient des effets potentiellement addictifs de la séduction. Il est bien sûr acceptable de consacrer du temps à séduire et à s'amuser, mais lorsque cela devient le centre de ta vie, cela peut rapidement devenir un piège.

Je te mets donc en garde : il est crucial de garder

un équilibre et de ne pas permettre que la séduction domine tous les aspects de ta vie. La séduction peut apporter beaucoup de plaisir et d'excitation, mais il est essentiel de ne pas oublier les autres aspects importants de ta vie. La clé est d'être conscient de ces risques pour éviter de tomber dans l'excès.

Cependant, surtout au début, il est normal de vouloir y consacrer du temps. Pour développer tes compétences sociales et ton aptitude à séduire, il faut bien sûr pratiquer. Comme tout art, la séduction nécessite un apprentissage et du temps. Il est donc important de s'investir au départ pour progresser.

Ainsi, cher maître en devenir, n'oublie pas de mettre en pratique tout ce que tu as appris dans ce livre. La théorie est utile, mais la séduction est avant tout une compétence pratique. C'est en sortant, en interagissant et en expérimentant que tu apprendras réellement.

Alors, sors, profite, séduis, et continue à t'améliorer !

Et souviens-toi : la séduction peut être addictive, mais les sensations que tu ressentiras en devenant un séducteur accompli seront incomparables. Je te souhaite le meilleur et j'espère que ce livre t'aura été utile. Ce fut un plaisir de partager mes connaissances avec toi.

J'AI BESOIN DE TON AIDE

Comme tu le sais, je suis un écrivain indépendant, et pour pouvoir continuer à partager mes connaissances et à aider d'autres personnes comme toi, j'ai besoin de ton soutien pour atteindre davantage de lecteurs et pour mieux positionner mon livre.

Ce que je te demande ne te prendra que quelques secondes, mais cela aura un impact énorme pour moi. Cela me permettra de continuer à créer du contenu qui, je l'espère, t'aura été utile et motivant dans ta quête pour devenir un meilleur séducteur.

Si ce livre t'a aidé, si tu y as trouvé des informations que tu ne connaissais pas avant, et si cela t'a inspiré à avancer dans la séduction et dans tes relations sociales, alors j'aimerais te demander une petite faveur : laisse-moi un avis sincère et honnête.

Bien sûr, je préférerais un avis cinq étoiles, mais ce qui est le plus important pour moi, c'est que tu sois honnête dans ton retour. Si tu penses que ce livre t'a vraiment apporté quelque chose, ton avis pourrait aider d'autres personnes à découvrir ce contenu et à en profiter autant que toi.

Je te remercie d'avance pour ton soutien, et je te souhaite beaucoup de succès dans ton aventure de séduction et de relations sociales !

Merci infiniment !

AS-TU BESOIN D'UNE AIDE PLUS PERSONNALISÉE ?

Félicitations d'être arrivé jusqu'ici ! Si tu te sens prêt à mettre en pratique tout ce que tu as appris dans ce livre, c'est fantastique. J'espère de tout cœur que tu atteindras tes objectifs et que tu deviendras le séducteur que tu as toujours voulu être.

Cependant, si tu te trouves encore confronté à certains blocages, des peurs, ou que tu te demandes comment faire le premier pas, sache que je suis là pour t'aider à surmonter ces obstacles. Parfois, on a juste besoin d'un coup de pouce supplémentaire pour franchir les dernières barrières.

C'est pourquoi je propose des séances de mentorat individuelles en vidéoconférence, conçues pour t'accompagner pas à pas. Ensemble, nous travaillerons sur tes défis spécifiques, je t'aiderai à éliminer tes doutes, à renforcer ta confiance en toi, et à faire de toi un véritable maître de la séduction.

Si tu veux aller plus loin et que tu cherches une guidance adaptée à ta situation, je suis à un e-mail de distance. Envoie-moi un message à *contacto@mentalidadseductora.com* pour plus d'informations ou pour fixer une première séance. Je suis impatient de t'aider à devenir la meilleure version de toi-même !

N'attends plus pour atteindre tes objectifs, je te lis et je réponds en espagnol ou en anglais. Parlons-en bientôt, et faisons de ta réussite une réalité !

BOOKS BY THIS AUTHOR

L'art D'aimer Pour Les Hommes: L'amour, Les Relations Et Les Femmes.

Mentalité Séduisante: Attirez, Séduisez, Conqueréz.